U0054550

思想觀念的帶動者

文化現象的觀察者

本土經驗的整理者

生命故事的關懷者

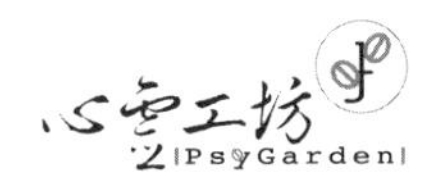

SelfHelp

顛倒的夢想，窒息的心願，沈淪的夢想

為在暗夜進出的靈魂，守住窗前最後的一盞燭光

直到晨星在天邊發亮

SOLVING EXECUTIVE FUNCTION CHALLENGES

Simple Ways to Get Kids with Autism Unstuck and on Target

幫助孩子「達成目標不卡住」

自閉兒也能靈活應對每一天

蘿倫・肯沃斯 Lauren Kenworthy, Ph.D.、蘿拉・古特穆斯・安東尼 Laura Gutermuth Anthony, Ph.D.
凱蒂・亞歷山大 Katie C. Alexander, M.S., OTR、莫妮卡・阿德勒・維爾納 Monica Adler Werner, M.A.
林恩・坎農 Lynn Cannon M.Ed.、麗莎・葛林門 Lisa Greenman, J.D.

—— 著

簡意玲——譯

CONTENTS

目 錄

CONTENTS

目 錄

好評推薦

這裡我代表《幫助孩子「達成目標不卡住」》的作者群表達欣喜之意，我們很開心本書推出繁體中文版了。非常希望本書能夠協助家長、老師與治療師爲有執行功能障礙的自閉孩子們，提供更好的理解、支持與指導。

——蘿倫・肯沃斯博士（Lauren Kenworthy, Ph.D.）
本書作者之一

本書可說是眞正的珍寶……作者群透過經證實的效果，清晰地將我們直覺上所想和所做的轉變爲精彩的資源，並協助父母、教師和治療師能有效地共同合作。

——羅伯特・A・納西夫（Robert A. Naseef）博士
美國賓州費城《替代方案》主持人
（Alternative Choices, Philadelphia, PA）
著有《家庭中的自閉症》（*Autism in the Family*）

這是本自閉症家庭一直在等待的「指南」，它在自閉症兒童與他們的同儕之間搭起了溝通的橋樑。

——布莉・希伯德（Bree Hibbard）
倡導者和三名自閉症兒童的母親

｜推薦序一｜

真切了解、持續陪伴、有效協助、共同成長

丘彥南／台灣兒童青少年精神醫學會前理事長
台大醫院精神醫學部特聘兼任主治醫師

有先天社交互動溝通功能缺損及固著行爲特性的自閉症類群兒童，於進入社會學習適應的成長歷程中，他們與照顧者往往經歷不等程度困難的挑戰與磨難。在人際相處中，他們不僅常常「進退失據」，更是容易「跌跌撞撞」，甚至有時會發生「頭破血流」的衝突事件，造成彼此的身心創傷。

過去數十年來，隨著日益增多的研究發現與累積的實證，自閉症類群障礙者的特性與需求逐漸被更深入的了解，有效協助的方法也陸續被開發與驗證。從早期療育介入、共病症之醫療、特殊教育輔導、生涯規畫與轉銜，到職場與社區適應，自閉症類群障礙者及其家庭需要許多重要他人的眞切了解與持續陪伴，以及多重相關領域專業人員的有效協助。

這本《幫助孩子「達成目標不卡住」：自閉兒也能靈活應對每一天》正是非常値得家長、特殊教育與臨床實務工作者細讀與應用的良好指引。共同創作者以團隊長期的研

究經驗，有系統地簡要說明原理與實施的策略及原則，並呈現實踐架構，輔以相關實例與執行表格，實用性極高。拜讀全書之後，相當佩服作者們「攻堅」（指針對自閉症類群障礙之核心困擾症狀進行介入處置）的創意與執行力。縱使台灣的社會文化背景與美國有所差異，會面臨一些不同的挑戰，在執行時或許仍有需要因地制宜調整之處，也可能需要個別請教較有經驗的專業人員。但就筆者多年的臨床經驗來看，本書所闡述的基本尊重、認知行為、同理、溝通及系統運作的原理與原則均一體適用，於重視動機、態度、生活機能、社區適應、幽默、優勢能力的培養、照顧者的健康與調適及友善環境的營造等多重向度與層面上，則與主流一致。個人深信，若讀者能善用本書的策略與方案幫助自己及需要者，生活必然會過得更好！

應邀為好書撰寫序言，至感榮幸！本書譯者簡意玲醫師將PEERS課程引入台灣，完成*PEERS for Young Adults-Social Skills Training for Adults with Autism Spectrum Disorder and Other Social Challenges*中譯版《給成年人的社交技巧學習手冊：幫助自閉症類群患者與社交障礙成人融入同儕》，並於發表PEERS課程本土之對照療效研究成果後，孜孜矻矻進行本書之譯著工作、造福大眾及專業領域同儕，令人欽佩，借此隅至上深深的敬意！

丘彥南 2023.12.6.

｜推薦序二｜

突破障礙、實現目標：一本協助自閉兒執行功能的好用指南

卓惠珠（花媽）／《當過動媽遇到亞斯兒，有時還有亞斯爸》作者、台灣亞斯教母

多年來我始終以輕度自閉資深家長的身分開《陪伴隱性障礙孩子：親子親師溝通全生涯發展引導技巧系列》課程。我在這15小時的系列課中，第一堂課就示範了自家孩子的使用說明書（參見連結：https://reurl.cc/Do2lbd）。

於該課程中，我不但說明了孩子的「不能」，而不是「不願爲之」，也說明了有特殊需求的孩子，親師間都要有一套了解孩子崩潰行爲的前兆與後續的應對。

同時，我始終基於讓特殊生家長們了解「教育孩子除了愛還要有科學方法」，並具體做到「家長好孩子才會好」、「讓方法侷限的特殊兒有更多行爲目錄」的理念帶領家長們，而我也不時在這本書中應證作者與我的理念一致，這使我更加確定我給予新進家長的方向無誤。我深深

知道，這本書的出版絕對會讓更多人受益。

在我秉持「家長好孩子才會好」這理念上，本書作者做了很好的比喻：

還記得你上次搭乘飛機的時候，機組員指示乘客，如果機艙內部失壓，請先幫自己戴上氧氣面罩，再去幫忙別人嗎？他們這麼說，是因爲你必須先自己能夠呼吸，才能有效率地幫助孩子，同時你也在示範給孩子看，你如何做到照顧自己。（出自第六章）

關於「運用心智圖建立人事時地物等，尋找求助清單」此一作法，書中採用的方法：

列出一張你可以求助的「首選」名單，包括：會以孩子最佳利益爲中心、值得信任的人，還有即使孩子搞砸了，依舊相信他是一個好孩子的人。（出自第六章）

「讓方法侷限的特殊兒有更多行爲目錄」的相似做法有：

讓孩子有選擇A計畫與B計畫。「這是一個嚴重的大問題，還是一個小問題？」（停頓一下，聽答案）「我們怎樣把它變成一個小問題？」（出自第六

章）

「放手讓孩子有更多觀察與思索並且行動的空間」相關應用：

- 與其說「穿上鞋」，不如說「你還需要準備什麼才能出門？」或者你也可以提示：「我已經穿好鞋子和外套了，準備好可以走了。」
- 與其命令說「完成你的工作」，不如（用愉快的聲音）問：「你現在應該要做什麼呢？」（出自第六章）

在書寫孩子的使用說明書的章節中，我看到這本書系統化說明了我已經有的作爲，我的作法是在一張A4紙張上將孩子需要的對待書寫出來，以便提供給他在學校中有可能會遇到的人，但在此書中我見到更周全的提點，可用在活動前寄信給同學、親戚、鄰居或同事的解釋信上：

在寫解釋信時，你應該盡可能表達明確，特別注意要涵蓋以下幾點：

- 預測可能的行爲（例如：「他不喜歡被碰觸。」）
- 提供行爲的解釋（例如：「他因爲自閉症，因此對一些碰觸的感覺是痛的。」）
- 讓家長或孩子知道，在特定情境中，怎麼做會有所幫助（例如：「不要站得太靠近或推擠他；如果他已經很沮喪了，試著退後一步等他平靜下來。」）

如果你希望孩子在社區活動中能被其他人接納，你可以事先寄信給一些人。（出自第六章）

以上的建議絕對可以讓設定的計畫達成率更高。

此外，這本書提醒我日後的教學可以給出更多，比方說書中訴我們自閉症類群孩子比一般人更容易過度負荷的實際例子，因爲他們的大腦最適合處理單一可預測的細節；一次需要處理過多資訊時、或者需要回應改變與不可預期的情境時，就可能使他們負荷過度。

一旦出現過度負荷，他們通常會變得無法處理平時很容易了解的訊息。他們也會失去行爲的控制，變得更容易重複、更焦慮、衝動、無法專注，甚至具攻擊性。……許多孩子過度負荷時，會表現出一些身體徵兆，像是身體緊繃或不自主地握拳。（出自第六章）

在教師研習與家長講座中，我常常提到「面對未來，不要用過去的知識教導現在的孩子」畢竟我們的生活已經被AI團團圍繞著，所以當我在書中讀到作者把科技當成盟友的時候，非常感同身受。也於感同身受之餘，我想加碼告訴大家「我們要用過去成功或如何克服挫敗的經驗，教導現在的孩子去面對未來。」

這本書告訴我們許多有邏輯、有線索的新觀念，因此我相信本書能幫助我們這些自閉兒的家長、師長們爲孩子打造一個專屬於他、獨一無二的執行功能個別教育計畫（Individualized education program, IEP），讓這些星星兒們更有機會突破障礙、達成目標。

｜譯者序｜

哪管人間喧囂：依然真摯與忠誠

在台大醫院成人自閉症類群門診，來者最苦惱的莫過於人際問題，他們長期以來難以融入人群、不易掌握複雜的社交互動，由於言語溝通間屢屢發生誤解而感挫折不已。在台灣PEERS社交技巧訓練示範中心，臺大醫院PEERS團隊七年來和百餘個自閉症類群家庭一同工作，協助具自閉亞斯特質者，依循社交規則與步驟來學習並體會社交技巧，開啓了社交人生的新頁。

回到日常與家庭生活中，自閉亞斯特質往往使人行事作風堅定不移，過於堅守原則。在變動快速的世界中擇善固執，固然令人欣賞。然而中流砥柱是辛苦的，所付出的代價便是與同儕與重要他人衍生扞格齟齬，甚而導致親近家人間互指對方頑固；窮盡洪荒之力，耗盡一切情分，只爲了對眞理的堅持，有時不免令人嘆息。明白該轉彎的時候轉彎、該妥協時保持適度彈性，事緩則圓，該是人生多麼重要的功課啊！

自閉孩子們獨特的大腦運作，使其在執行功能上具有不易轉換的特點。高度堅持往往源自其著眼於眼前的損失，看不到妥協的好處，且害怕改變所產生的不確定性。因此如何幫助孩子看到因爲不妥協可能造成的損失，明瞭退而求其次可能的附加好處，將至關重要。「達成目標不卡住！」方案，具體而微地教導孩子保持彈性，並且學習必要的妥協、分辨主要目標與次要目標、依循目標進行規劃、再循序漸進執行計畫，並檢視執行結果。當孩子身邊的重要大人皆能在日常生活中大量示範具彈性的語言和思維，把處世彈性活成一種修爲，將可成爲孩子的最佳模範。該有所堅持時展現堅持，該有所妥協時優雅妥協，面對人間考驗而能瀟灑自在，乃是智慧之所在。

本書的翻譯感謝王浩威醫師的支持，以及心靈工坊專業團隊鍥而不捨的溝通協調與悉心協助。同時感謝台大醫院精神醫學部師長們的支持，謝謝親愛的PEERS團隊們多年來爲亞斯家庭齊心努力，並深深祝福所有既眞摯又忠誠、努力融入地球圈、可敬的亞斯人們。

關於作者

蘿倫・肯沃斯（Lauren Kenworthy, Ph.D.）

爲國家兒童醫學中心之自閉症類群中心主任，也是喬治華盛頓大學醫學系精神科、兒科與神經科的副教授。她從1995年起就深耕於兒童社交學習障礙與執行功能異常之神經心理評估。此外，肯沃斯醫師也出版超過40篇同儕審查論文，論文評估了自閉症與執行功能，並發展該領域最廣泛使用的執行功能行爲評估量表（BRIEF；with Gioia, Isquith, & Guy; Psychological Assessment Resources, 2000）。她是《達成目標不卡住！改善自閉症類群兒童的執行功能以提升彈性的課程【研究版】》（*Unstuck and On Target! An Executive Function Curriculum to Improve Flexibility for Children with Autism Spectrum Disorders, Research Edition*, Paul H. Brookes Publishing Co., 2011）一書的共同作者。

蘿拉・古特穆斯・安東尼
（Laura Gutermuth Anthony, Ph.D.）

爲臨床發展心理師，也是國家兒童醫學中心之自閉症類群中心的副主任，以及喬治華盛頓大學醫學系與健康科學系的國家兒童醫學中心精神科、行爲科學系與兒科的副教授。她帶領的自閉症類群中心之介入計畫，是一個跨專業評估、治療、研究、訓練的門診。安東尼醫師的專長在於發展臨床介入，並在研究與治療兒童發展疾患的固著行爲（執行功能異常）及刻板行爲上有豐富經驗。除了是《達成目標不卡住！改善自閉症類群兒童的執行功能以提升彈性的課程【研究版】》（Paul H. Brookes Publishing Co., 2011）一書的共同作者，她和肯沃斯醫師也是兩項聯邦計畫的主持人，這兩項計畫皆證實「達成目標不卡住！」課程的療效。

凱蒂．亞歷山大（Katie C. Alexander, M.S., OTR）

爲職能治療師，也是艾維蒙特學校（Ivymount School）亞斯柏格計畫（Model Asperger Program, MAP）的計畫創始主任，並於該校主持一個以實證爲基礎的教育計畫，同時負責該計畫的發展與實施，其中包括社交能力、正向行爲支持與執行功能的介入。她從2000年起致力於服務自閉症類群個案（ASD）、家庭，以及支持自閉症的專業人士。亞歷山大女士執行青少年自閉症認知行爲介入的研究，並提供全國性與各州的訓練與演講。她是《達成目標不卡住！改善自閉症類群兒童的執行功能以提升彈性的課程【研究版】》（Paul H. Brookes Publishing Co., 2011）一書的共同作者。亞歷山大女士持續發展自閉症計畫，並參與艾維蒙特學校和全國兒童醫學中心的研究合作。

莫妮卡·阿德勒·維爾納
(Monica Adler Werner, M.A.)

是艾維蒙特學校的亞斯柏格計畫(MAP)的主任。她帶頭發展社交學習課程，強調問題解決、自我代言與自我調節。維爾納女士是發展「達成目標不卡住！」介入方案的重要功臣，也是《達成目標不卡住！改善自閉症類群兒童的執行功能以提升彈性的課程【研究版】》(Paul H. Brookes Publishing Co., 2011)一書的共同作者。除此之外，她也是Take2夏令營的共同創始人，該課程的設計理念是發展社交思考與問題解決技巧。

林恩·坎農(Lynn Cannon, M.Ed.)

教育碩士，也是艾維蒙特學校社交學習的統籌者。她負責建立並監督艾維蒙特學校國小高年級與中學生的社交學習與學業課程。坎農女士也是Take2夏令營的主任，該課程的設計理念是爲8～12歲兒童建立互動技巧與社交思考。在她於艾維蒙特學校現在的工作之前，她也是艾維蒙特學校與華盛頓特區實驗學校亞斯柏格計畫(MAP)的班級老師。坎農女士是發展「達成目標不卡住！」介入方案的主要功臣之一，也是《達成目標不卡住！改善自閉症類

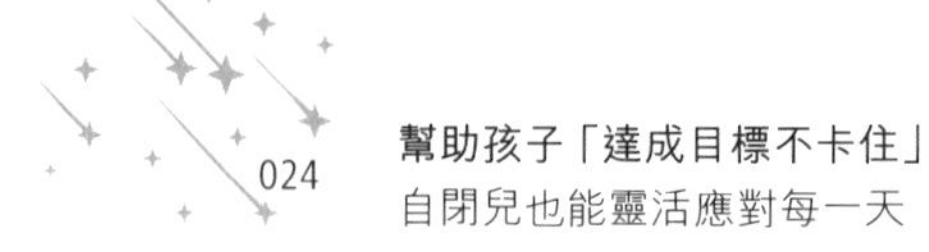

群兒童的執行功能以提升彈性的課程【研究版】》（Paul H. Brookes Publishing Co., 2011）一書的共同作者。坎農女士在可行性與課程發展的先導研究中，協助資料蒐集、介入實施以及師資訓練。

麗莎・葛林門（Lisa Greenman, J.D.）

華盛頓特區律師，致力於發展障礙與心智疾患的相關訴訟，如死刑抗辯。她積極參與兩個服務自閉症類群兒童的創新教育計畫：Take2夏令營與艾維蒙特學校；她是前者的共同創辦人，並於後者擔任董事會成員。她也是國家精神健康中心的顧問委員會成員之一。葛林門女士是兩個孩子的家長，其中有一位診斷爲自閉症。她對於本書共同作者們的智慧與引導至爲感佩，她與家人也從中學習獲益匪淺。

前言

近期研究顯示，50% 自閉症類群孩子會出現攻擊行爲的原因，絕大多數是出於對外界刺激的自然反應（Farmer et al., 2014; Mazurek, Kanne, & Wodka, 2013）。這些行爲不是事先計畫好的；我認爲，這些行爲的發生是由於自閉症類群學習者並沒有足夠的工具處理每天所面對的挑戰，其中一項工具就是執行功能。

很少人眞的了解執行功能在日常生活中所扮演的角色，更少人知道該如何處理這些複雜的技巧。因此，自閉症類群個案並未學習處理未預期事件所需要的技巧，以及設定計畫並且依據要求做必要的調整、妥協、協商、展現思考與行爲的彈性，同時還要保持冷靜。在本書作者們（包括肯沃斯、安東尼、亞歷山大、維爾納、坎農和葛林門）的重要著作《幫助孩子「達成目標不卡住」：自閉兒也能靈活應對每一天》一書中，改變了這樣的軌跡。她們共同創作了這本手冊，解釋何謂執行功能、描述執行功能對學習者與其身邊其他人的影響、提供具有實證基礎的策略，並以對使用者友善的方式，教導執行功能技巧。

本書填補了長期的空白，這個空白阻止了自閉症類群學習者發揮他們的潛能。本書書寫完善，以不複雜的方式呈現，也容易施行。這本手冊更進一步和21世紀學生發展與支持系統（21st Century Student Outcomes and Support Systems; Partnership for 21st Century Skills, n.d.）一致，都包含了相同的核心概念。

最後，本書的應用範圍超越了自閉症。它可以幫助任何在執行功能許多面向有困難的學習者，並已經可適用於每日的教學當中。

這篇前言我不想寫太長，相信讀者希望盡快看到實質的內容。我也等不及要使用本書。它既簡單又精緻，不但書寫完善，且意義十足。它有潛力爲自閉症類群或其他相關障礙的兒童和青少年，帶來顯著的改變。我很感謝本書作者們眞正了解自閉症，也感謝本書所傳授的技巧，它是成功生活所必需！謝謝。

布倫達·史密斯·邁爾斯博士
（Brenda Smith Myles, Ph.D.）
顧問、金字塔集團
俄亥俄州自閉症和罕病中心

REFERENCES
參考資料

1. Mazurek, M.O., Kanne, S.M., & Wodka, E.L. (2013). Physical aggression in children and adolescents with autism spectrum disorders. *Research in Autism Spectrum Disorders*, 7(3), 455–465.
2. Farmer, C., Butter, E., Mazurek, M.O., Cowan, C., Lainhart, J., Cook, E.H., . . . Aman, M. (2014). Aggression in children with autism spectrum disorders and a clinic-referred group. Autism, DOI: 10.1177/1362361313518995.
3. Partnership for 21st Century Skills. (n.d.). *Framework for 21st century learning*. Washington, DC: Authors.

致謝

我們要感謝許多家長們、老師、治療師以及自閉症類群者；這些年來，他們教導我們如何幫助自閉症類群孩子們更加有彈性，並且讓設定的目標更加明確。我們特別感謝全國自閉症類群障礙症兒童中心的家長諮詢委員會的成員，包括凱莉．雷斯特-布朗（Kelly Register-Brown）、凱倫．戈爾曼（Karen Gorman）和史帝芬．瓊斯（Stephen Jones），他們對本書提供直接的指導。

我們也感謝馬克．伊爾維薩克（Mark Ylvisaker）與提姆．菲尼（Tim Feeny），他們設計了介入模式中許多的腳本，例如：大事／小事，有選擇／沒有選擇。他們和腦傷孩子的工作經驗，激勵我們幫助自閉症類群孩子，並透過使用自我調節腳本，來學習執行功能。

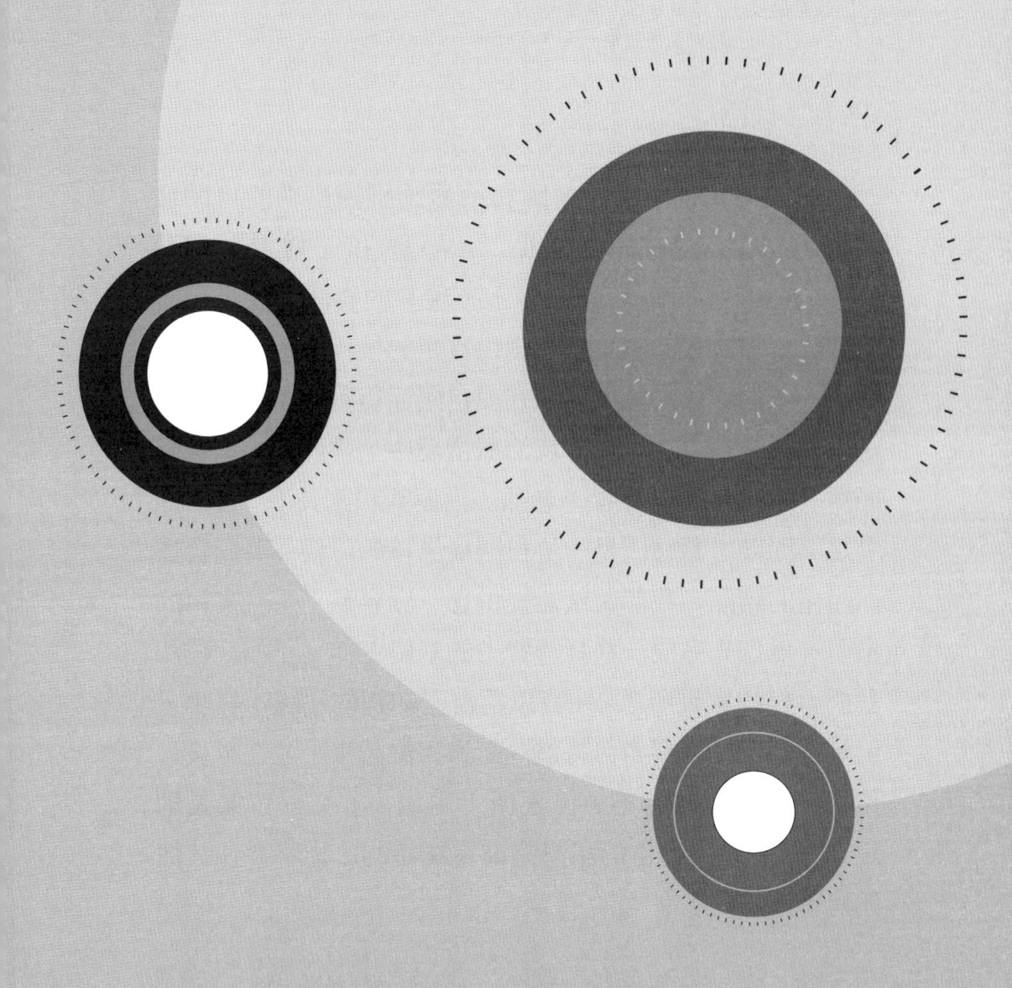

本書介紹及如何使用本書 1

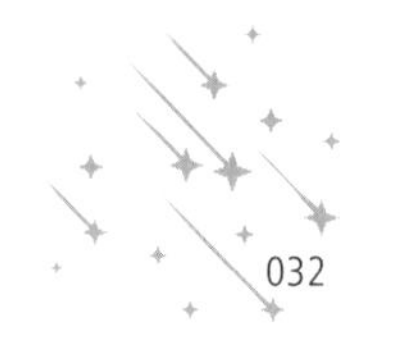

1 在如何幫助家長、老師和治療師訓練高功能自閉症類群（autism spectrum disorder〔ASD〕）孩子增進執行功能（executive function〔EF〕）上，現有的資訊可說是相當有限。本書的目的就是爲您提供實用的技巧，改善自閉症特質孩子的執行功能，讓您在與自閉症特質孩子一同工作時，不論是在生活、校園或治療情境中，都能夠更加輕鬆簡單。本書是由研究者、老師、治療師和家長（本書的作者之一麗莎・葛林門是一位自閉症男孩的母親）共同合作而產生的結晶。我們希望能提供您一套容易上手且實用的指引，爲您先完成一些耗時費力的基礎工作。正如一位和我們合作的家長所言：「我以爲自己知道的已經不算少，但是你們讓我學到如何將這些知識拼湊起來，並在早晨送孩子上學的艱難時刻，眞正派上用場。」另一位家長則說：「這本書所提供的訊息是非常獨特的，你不會在其他任何書上讀到。」

為什麼針對執行功能？

執行功能代表的是一個人整合資訊、有效採取行動以達到目標所需的能力的總稱，也是以腦為基礎的綜合能力。我們將聚焦在執行功能來幫助自閉症類群孩子習得以下技巧：

1. 成為一個更有彈性、更獨立、更能成功解決問題的人。
2. 培養孩子以一種更有成效、更符合社會期待的方式，執行自我調節（self-regulate）與自我主張（self-advocate）的技巧。
3. 採用系統化的框架（framework）來解決困難情境。

本書的姊妹作爲《達成目標不卡住！》（*Unstuck & On Target!*），該書則捕捉了自閉症執行功能障礙最典型的兩大元素：不卡住（保持彈性）與達成目標（組織／規劃）。我們將在第一章談到更多自閉症類群的執行功能特徵。

這本書為誰而寫？

撰寫這本書的目的，是爲了幫助家長、老師、治療師，以及其他與執行功能有困難的自閉症類群中小學生一起工作的人。我們掛心著需要適應融合教育情境的孩子，以及那些理想情況下，已經在學校或治療場域中參與過「達成目標不卡住！」課程的孩子們。「達成目標不卡住！」課程經過實證研究，對語言程度與智力在小學三年級以上的孩子有顯著成效。這些孩子已經能夠回答問題、依循指示、進行對話來解決問題，並且能夠做出適當的選擇。儘管如此，我們也相信，只要孩子已經具備解決問題的語言能力——不論是書寫或口語能力，這些有執行功能挑戰的孩子與家庭，基本上都能從本書所談的策略中受益。曾經有人反映給我們，對於語言功能較有限的孩子來說，只需要簡化課程中的用語和概念，則本課程所採用的視覺提醒和簡單字詞，大體上依然適用。

如何使用本書

經過研究文獻反覆地驗證，不管是在家或學校的眞實生活中，家長與老師的所作所爲將對孩子有長遠的影響。研究結果也支持，在孩子所面對的各種情境——不論在家庭、學校或社區中，如果家長與老師都能夠採用一致的策略與技巧，將爲孩子帶來深遠、正向、且有意義的改變。因此本書的目標正是希望能提供您一套方法，讓您在與孩子日常互動中直接處理執行功能的問題。你會在書中學到一整套問題解決的公式；這些公式既可以作爲和孩子說話時的日常用語，也可以提供問題解決的好主意，對於家長、治療師、以及其他和執行功能有困難的孩子一起生活或工作的人，將特別有用。

這本書的設計呼應我們教導孩子保持彈性的核心概念，希望能讓讀者彈性運用。表A可以幫助你根據你的需要，來決定要從書中哪裡開始閱讀。

3

第三、四、五章聚焦在新技巧與詞彙。你可在這些章節中，找到一些標註的段落，方便學習與應用：

- 關鍵詞與腳本清單（第三章）可以貼在冰箱上、告示板上，也可以貼在你的記事本、浴室鏡子上、教師辦公室、或貼在你的電腦旁邊。
- 其他視覺提示則可以幫助你（和孩子）在困難時刻，操作可用的策略。請讓這些視覺提示隨手可得，因爲在最難嘗試新方法的時刻，這些提醒可以立即提供的幫助。
- 各章節中的**採取行動**（Putting It into Action）都包含了實際練習，可以幫助你演練這些方法，讓你依照步驟操作。

·表A·

如何使用本書

章節	基本觀念	誰該讀這一章？
介紹	全書綜覽	每個人
第一章	執行功能綜覽 • 瞭解自閉症類群孩子的挑戰所在，以及如何向他人解釋自閉症類群。 • 瞭解執行功能、同理孩子的掙扎、認識在不同情境中所呈現的困難是如何發生的，並促進更有成效的互動。	想知道什麼是執行功能、以及執行功能在自閉症類群如何展現的人
第二、三、四、五章	如何教導執行功能技巧 • 教導執行功能的原則 • 可用於每天生活的關鍵詞彙（key vocabulary）和腳本 • 在日常生活中運用腳本與詞彙的實際案例 • 視覺提示的好點子	想學習教導保持彈性，以及目標導向行為策略和詞彙的人
第六章	八個常見問題的配套措施與行動方案	需要**立即支援**來處理問題的人

讓「達成目標不卡住！」成為一種生活方式

請將這本書與其中的詞彙分享給會和孩子互動的其

他大人們，包括：家庭成員、治療師、老師或社區裡的人。一旦每個人都採用相同觀念和詞彙，孩子會比較容易在不同情境中，應用新技巧。在一個結構化且不帶偏見的環境中，治療師或「教練」會讓「執行達成目標不卡住！」的策略發揮很大的作用。

我們希望你會覺得這本書實用且有幫助。家長們，我們都知道教養是一件多麼艱難的工作，一旦你以爲解決了一個問題，另一個問題卻又冒出來。請記得，你不可能永遠都完美無缺。別怕，你會發現愈常使用這本書的策略，你的家庭生活將變得更輕鬆簡單、你的孩子也會感到愈被理解且受到支持。老師們，你的工作一點也不容易，你要管理一整個教室的學生、每個孩子都嗷嗷待哺，他們來自不同的背景、具備不同的能力。這本書所談到的策略將幫助那些缺乏彈性、組織與規劃能力的學生，讓他們能夠依循你的指示、獨立工作，並善用你對他的回饋。如果其中有一些方法無法奏效，請試著以更有創意的方式，持續嘗試。根據經驗，不論是家長、老師或治療師，在服務自閉症類群孩子促進成功並獲致技巧的重要目標下，我們每個人都能從A計畫、B計畫、C計畫（或更多備案）中獲益。我們的經驗是，透過反覆練習和堅持，本書的策略將更加自然且更自動化，你會發現你每天都能「達成目標不卡住！」

什麼是執行功能？自閉症類群障礙症有何執行功能障礙？應對執行功能障礙的兩種方法

5　改善執行功能的第一步，就是增進你對執行功能的認識以及執行功能如何影響自閉症者的了解。有了這些認識，你將能深刻地同理，瞭解因爲執行困難而掙扎是非常痛苦的經驗（這不僅對自閉症者如此，對深愛他們並與他們一起工作的人亦然）。

什麼是執行功能？

執行功能是一組以大腦爲基礎的能力，幫助人們控制自己的行爲（例如：安坐於晚餐餐桌旁用餐），並達成自己的目標（例如：按照多個步驟完成一件事，如準備好出門上學）。所謂執行功能，是由以大腦爲基礎的多種能力所組成，包括：

- **啟動**（快速且簡單地開始一件工作）
- **抑制**（例如：衝動控制、「踩煞車」、先想再做）
- **彈性**（例如：從一個活動或想法轉換到另一個、接受不同的方式看待事情或做事）
- **工作記憶**（在執行一個任務時，將資訊記在腦中，例如：在你開車到目的地的過程中，記住別人告訴你的指引）

- **組織能力**（例如：能保管好物品、瞭解重點所在、看出整件事的全貌、在任何時刻知道事物的優先順序）
- **規劃**（建立、執行與修正計畫，例如：科展計畫）[6]
- **自我監測**（留意自己的表現，例如：「我做得如何？」、「我正在做現在應該做的事嗎？」）

自閉症類群者有哪些執行功能障礙？

在日常生活中，大部分自閉症類群者有顯著的執行功能困難。雖然自閉症孩子可能受執行功能任何面向的影響，最常見的問題還是在於：缺乏彈性（無法變通）、規劃能力不佳，以及缺乏組織能力。

自閉症類群孩子傾向於缺乏彈性

對於自閉症孩子來說，面對生活常規的改變以及未預期的事件，總是特別地困難，他們很容易在某些想法或行為上卡住。一旦卡住，他們會分心，無法專注於當時應該完成的任務（例如：寫作業或早上準備出門）。自閉症孩子的固著與缺乏彈性是與生俱來的，具有生物學上的基礎，並可能在以下情況中出現困難：

- 情境做轉換
- 忍受生活常規的變化
- 因應未預期的事件
- 想出解決問題的新方法
- 接受同一套規則可能有不同的解讀
- 處理強烈的感受
- 回應別人的需求或興趣
- 協調與妥協
- 接受不同的觀點
- 當情況進展不順時改變行爲

亞斯伯格症就好像你的大腦裡內建一個旋鈕。每當一個未預期事件突然發生，就彷彿旋鈕被旋緊一樣。當旋鈕不斷被旋得更緊，壓力就會持續累積，直到你感覺快要炸鍋！有時候你不幸爆炸了，整件事情就開始走鐘。

——一位13歲自閉症類群孩子描述所謂「被卡住」的感覺

7　對大部分人來說，要總是保持彈性，是一件不太容易的事。適應某些變化，對任何人來說都不容易。舉例來說：開始一個新工作或第一次生養小孩，都是壓力十足的事。我們思考事情的方式，有時也很難改變。任何人都可能「墨守成規」，以某種固定的方式做事或思考。

> 亞斯伯格症所帶來的專注能力，幫助我成功。它讓我只專注在自己的興趣上，到了一種排除其他事物的程度……決心，則是另一個幫助我成功的祕密武器。我想把它鑲上一道高貴的光芒。不過，我大部分的決心，很可能只是常見的頑固加上亞斯伯格的健忘。
>
> ——約翰・艾德・羅賓森
> 《與眾不同：一個自由放養的亞斯伯格者冒險記》
> （John Elder Robison, *Be Different: Adventures of a Free-Range Aspergian*[1]）

缺乏彈性也未必都是壞事情。舉例來說，大部分的人都有一套早晨的例行常規，當我們準備出門時多多少少會依循著它。這讓我們不會在上班的路途中，猛然發現出門前忘了刷牙。缺乏彈性也促使我們對特定主題或領域做深度探索，讓某人得以成爲受敬重的專家，例如：天寶・葛蘭丁博士（Temple Grandin, Ph. D.）、或約翰・艾德・羅賓森（如上引述）。不過，如果不能接受改變、無法轉換、不能改變思考或繼續前進已經到一個極端的程度，明顯干擾到日常生活的運作時，那麼此刻就是學習如何保持彈性的時機。

自閉症類群的孩子傾向於規劃不周且組織能力混亂

「見樹不見林」這句話捕捉了許多自閉症孩子的組織能力的風格。他們往往在整理東西上遇到困難，例如他們的房間、學校的功課、家庭作業、以及個人物品。他們很難辨識表達中的主要想法，也很難用大多數人能理解的方式來組織自己的想法。意思是說，他們很難在學校「展現」他們所知道的事情。他們不容易將自己的想法傳達給別人、把資訊統合在一起，並將各種複雜且不同的資訊整合成一個連貫的整體。

這種認知型態也可能是一種資產。自閉症類群的孩子通常特別善於記憶細節，並且能有條理地分析資訊。他們具備對細節的高度覺察力與注意力，這些能力可能對下列工作非常有幫助，例如：偵探（夏洛克・福爾摩斯毫無疑問地呈現許多自閉症類群的特徵）、電腦程式設計、數學、工程、醫學病理學，以及其他需要邏輯與注重細節的工作。然而，這些孩子通常難以組織多步驟的任務，也難以建立目標，或瞭解達成目標與完成工作所需依循的指引。

當缺乏彈性與缺乏組織同時合併了其他自閉症常見的執行功能挑戰，例如自我覺察與自我監測的問題，就可能讓自閉症特質的孩子很難完成工作，即便是最基本的任務。以下強尼與蘇西的案例，顯示了上述問題在眞實生活中可能呈現的樣貌。

強尼與蘇西是一對十歲大的雙胞胎，他們的父母期望他們學習如何在早晨的例行常規上，表現得更加獨立。他們討論了小孩在上學前需要完成的重要步驟，兩個孩子都能輕鬆地解釋這些步驟，並說明如何執行。雙胞胎的父母相信兩個孩子都已經具備這些技巧。強尼診斷出有自閉症類群障礙症，蘇西則沒有。表1.1描述了當雙胞胎在家試著將知識化爲行動時所發生的事情。

·表1.1·

保持彈性、有組織以及目標導向的規劃能力，在家裡是什麼樣子？

強尼	蘇西
週日晚上睡覺時，他說隔天早上八點會準時起床，要趕上8：30的巴士應該毫無問題。早上八點，鬧鐘響起。他按掉鬧鐘後，看到最喜歡的書放在床邊，就開始看書，看著看著，完全**忘了他所設定的目標**。十分鐘後，他父親跟他說上學快遲到了，他還在看書。	她在前一晚計劃好早上**需要做／做什麼的計畫**。她在腦海裡把步驟走過一遍，然後推估需要45分鐘完成所有事情，並且還剩下15分鐘可以看漫畫，所以她設定7：30的鬧鐘，為了趕上8：30的巴士。鬧鐘響起，她輕鬆**開始行動**（**啟動**）、關掉鬧鐘，然後下床。

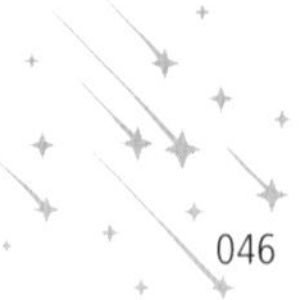

	強尼	蘇西
	環顧房間，他到處尋找最喜歡的那一件襯衫。結果，他在角落找到了又髒又皺的襯衫。因為**無法變通**，他不能接受改穿其他替代的衣服。他摔門衝出房間，身上還穿著睡衣。	前一晚已經**組織**好計畫：擺好她想穿的衣服，並且把功課和學校物品放進書包。早上她穿好衣服並下樓吃早餐，不過她發現頭髮睡得翹翹的，看起來很滑稽。因此她停下早餐，把頭髮打溼並梳理好。
9	強尼的媽媽問他發生什麼事，並幫忙他找到一件他可以接受的乾淨襯衫。媽媽要他趕緊下樓吃早餐，因為時間已經太晚。強尼走到浴室，看到一本雜誌，就讀了起來，**很難開始**（**開啟**）例行常規的下一步。媽媽叫了他三次，愈來愈生氣。最後他終於下樓，沒有**檢查／掌控**時間，此時他看到他的狗。他的**注意力從目標分散到其他地方**，他和狗一起玩耍。爸爸找到他，告訴他早餐要冷掉了，他只剩五分鐘可以吃早餐、刷牙、趕巴士。強尼發現他沒有時間吃早餐，這代表他一整個早上會挨餓，再加上不能穿上他最喜歡的襯衫，他整個**卡住**並崩潰。他跑上樓進了房間。	蘇西整理好頭髮，繼續**專注在目標上**，希望準持搭上巴士。她下樓，爸爸告訴她，她看起來很棒。她**檢查／掌控**早晨例行常規的進行速度，發現自己比預期晚了幾分鐘。她**彈性**調整，加快速度。當小狗經過時，她很快拍了牠的頭，就**繼續**吃早餐，並保持心情平靜。她很快地看了漫畫。媽媽注意到她剛好趕上時間，而且做得很棒。
	媽媽走過來，盡可能地安撫他，給他一包吐司餅乾，方便他去搭巴士的路上吃，並提醒他下樓拿書包。因為他事先**沒有規劃**，前一晚沒有整理書包，他發現自己沒有整理好要帶的作業。他抓狂地、**亂無章法地**在房子裡四處找作業。	她刷完牙、抓起昨晚整理好的書包、和媽媽擁抱再見、走向巴士。

強尼	蘇西
爸爸發脾氣，告訴強尼現在再不立刻出發，就會錯過巴士，要他把作業忘了，趕快出門。強尼跑出門，但還是錯過了巴士。他回到家，媽媽開車載他去學校，但是媽媽很生氣，因為這讓媽媽上班也遲到了。強尼到學校時已經遲到，而且無法交出作業。	她趕上巴士、到了學校。繳交昨晚完成的功課給老師，老師稱讚她。
結果：強尼遲到了，沒有準備好上學。父母親感到有壓力，強尼則感到挫折、煩躁、覺得自己需要依賴別人，無法獨立。	結果：蘇西很準時，並準備好上學。父母很滿意她把早晨例行常規處理得很好，蘇西感到自信和獨立。
經過的時間：1.5小時	經過的時間：1小時
需要家長提示的次數：13	需要家長提示的次數：0
負向回饋與正向回饋的比例：10：1	負向回饋與正向回饋的比例：0：3

在以下例子當中，強尼和蘇西參加了讀者與作者工作坊的課程，過程中呈現出執行功能如何影響他們的表現。他們兩人都是善於口語表達的孩子，具有良好的拼音和文法能力。他們通常能在課堂討論中提出好的點子，也都具備完成今日任務的口語知識（verbal knowledge）。他們開始進入一個新單元——傳記，今天的任務是選擇一位他們想閱讀和撰寫的英雄傳記，並寫下來。表1.2（下頁）描述了當他們嘗試將知識付諸實踐時，會發生什麼事。 10

・表1.2・

保持彈性、有組織以及目標導向的規劃能力，在學校是什麼樣子？

強尼	蘇西
他遲了幾分鐘到課，因為他的學校物品**雜亂無章**，他忘記帶他的筆記本，必須再回去拿。他因此錯過老師對新單元的完整介紹，不過他看到黑板上寫著學生必須選一個英雄傳記閱讀並撰寫。他沒有注意到任務要求的具體順序、沒有寫下和作業有關的任何內容、也沒有**規劃**他完成任務所需要的步驟。他很快決定他想閱讀所有和海豚有關的書。他喜歡海洋哺乳類動物、他一直在科學課上研究它們。他認為海豚就是他的英雄，因為牠們能夠排除萬難，並生存下來。	準時到課，很有**組織／條理**，並帶了一本筆記本，其中有讀者和作者工作坊的部分。在老師一邊說明、一邊寫黑板的同時，她記下老師的指示：「兩頁傳記，一週內完成初稿，兩週內繳交完整作業，主題：我的英雄。閱讀三份資料，不能從維基百科找資料；寫下參考資料的來源，並且在傳記中使用每一個來源的資料。」蘇西也在她的記事本寫下兩個截止日期，**規劃**好何時需完成作業的哪些部分，也決定她今天要選好主題，並找到三個資料來源。她希望在這週讀完三份資料，並且在下週一完成初稿。
老師知道他今天遲到，因此過來個別確認他是否理解作業，以及是否選好了主題。強尼說選好了，不過他還沒寫下任何細節。他說他要寫有關海豚的文章，當老師告訴他英雄必須是人類的時候，他無法**彈性變通**。他**衝動地**和老師爭辯他有權決定誰是他的英雄。老師花了五分鐘讓他平靜下來，在老師的協助下，強尼同意選擇雅克．庫斯托（Jacques Cousteau）作為主題人物。這位有名的海洋探險家特別喜歡海洋哺乳動物。	她輕鬆地啟動（**開啟**）工作，並且思考可以挑選哪一位英雄。她想了幾個選擇、**靈活有彈性地**考慮每個選擇，根據是否容易取得相關資訊，以及她是否感興趣。最後，她選擇了居禮夫人。

強尼	蘇西
強尼仍然**卡**在海豚身上，沒有完成作業的**計畫**，他直接去老師在教室裡設置的小圖書庫，那裡有一本他一直想看的海豚書。他知道他需要研究庫斯托，但他猜想這本書裡應該也有介紹到他。不過，當他開始讀這本書的時候，他很快地**偏離**寫傳記的**目標**，盡情享受著海豚的圖片。當老師說讀者與作者工作坊課程結束時，他嚇一跳，也很懊惱他還沒讀完那本書。老師看到他很沮喪，於是再次走到他的桌前，和他一起擬定計畫，並讓他把那本書帶回家以完成計畫。老師也告訴他，他需要上網研究庫斯托，找到三個有關他的資料來源，並用這些資料來完成傳記。強尼回答好。	**檢查／掌控**時間，她發現距離下課還剩20分鐘。她詢問老師是否可以去圖書館找資料。獲得同意後，她在圖書館善用時間、**專注**在目標上，並找到三本有關居禮夫人的書。她帶著三本書回到課堂，讀者與作者工作坊剛好結束。
隔天回到課堂，他沒有完成家庭作業。他**心煩意亂**，開始和同桌的同學聊起海豚，直到老師再次詢問他，是否已經找到三個和庫斯托有關的資料來源。他說還沒、他忘記這件事。老師請一位家長志工帶他去圖書館，幫助他找三本和庫斯托有關的書。他找到書，並在志工協助下，開始在其中一本書上做筆記。然而，他寫下了不相關的細節，也無法把重點和細節區分開來。他**迷失目標**，再次被書中的海豚照片吸引而**分散注意力**。他也很討厭寫字，因此寫得很少。隔天，	隔天她帶著所借的三本書回到讀者與作者工作坊，繼續完成她的**計畫**。她讀了其中一本書並做了筆記。讀者與作者工作坊快要下課時，她再次**檢查／掌控**目前作業已經完成的程度，知道明天必須完成另外兩本書的筆記，她也確實做到了。

11

	強尼	蘇西
	他忘了把書帶來。他想到只能在家看完三本書就**卡**在這個想法，這讓他十分懊惱。老師坐在他旁邊，建議他挑另一本書在課堂上閱讀。老師寄電子郵件給強尼的父母，請他們幫忙強尼在週末完成作業。	
12	週一，強尼帶著他口述給媽媽的筆記進了教室，老師給了他寫傳記的第二份寫作提示。他覺得老師的寫作提示不好，又陷入**無法變通**的狀況。老師必須再次把他帶到旁邊，要求他「寫下任何你想到和雅克．庫斯托有關的東西。」 強尼寫了四句話的段落，都是短句：「雅克．庫斯托喜歡海洋哺乳動物。海豚是我最喜歡的海洋哺乳動物。牠們比人類更聰明。牠們因為全球暖化而瀕臨險境。」	週一，蘇西帶著她的筆記到讀者與作者工作坊，憑著記事本和優秀的**工作記憶**能力，她知道今天必須完成草稿。她應用了老師所提供的寫作提示，寫了一篇非常有**組織**的草稿，並交給老師批改。
	隔天，強尼拒絕依照老師的建議來修改草稿。這時候，老師決定嘗試一個新的策略，也就是讓他口述給教室志工。透過這種方式，他講出了比較多的內容，不過這些內容仍然**缺乏組織**，也未依循評分標準。	蘇西**靈活彈性地**把老師的修改整合進原本的內容，完成了傳記的最後版本，當中包括了作業規定裡的每個環節。
	結果：強尼只讀了一點點書、沒有學到任何新東西、也沒有按照寫作提示來書寫。依照他的實際年級、智力和語言能力，他的書寫成果在年級程度以下。老師擔心他「努力不夠」，也缺乏動機完成課堂的	結果：蘇西有機會在她感興趣的科學領域，認識一位新英雄。她在自己挑選的書中知道了居禮夫人的早年生活，也學習到研究一個主題的方法，同時更熟練寫作與修改的技巧。她也讓老師對她印象更好，認

強尼	蘇西
要求。	為她是一位聰明努力的好學生。
需要老師一對一的時間：60分鐘	需要老師一對一的時間：10分鐘

以上這些觀察已得到科學研究的支持。研究發現自閉症類群孩子的執行功能普遍有障礙[2-5]。研究報告清楚地演示自閉症類群兒童缺乏彈性與組織／規劃的問題，乃是導向於自閉症患者腦部結構與功能和常人的差異，這顯示自閉症執行功能的特徵，源自於大腦的生理基礎，並不是孩子不願意配合或懶惰[6-7]。

雖然執行功能困難帶來一些優勢，但也相對付出巨大的代價。聰明並不足以保證能在世上成功。你很可能常常因爲孩子、個案或學生，無法利用或依循他過人的知識基礎行動，而感到挫敗。改善保持彈性的能力與目標導向的行爲介入，加上良好的社交技巧訓練，便能幫助自閉孩子在學校、社交與工作環境更加成功且獨立。教導如何改善自閉症孩子的社交技巧已經有許多重要的參考書籍。本書的焦點則在於如何改善孩子的執行功能，讓他可以保持彈性且不會卡關，並且以專注於任務與目標導向行爲，專心致志以達成目標，成功掌握每一天。這些可說是讓孩子在長久未來能成功的必備技巧。

應對執行功能挑戰的兩種做法：改變環境與教導新技巧

所有花大量時間和孩子纏鬥過的人都知道，「慎選戰場」是很重要的事。具備這種智慧，你可以採取兩種做法來支持處於困境中的孩子。第一種方法是**改變環境**。你可能已經常常這麼做了。例如：當你去到一個新地方時，你會先找到安靜的空間；此外，你也會剪掉衣服上的標籤、戴上耳機隔絕噪音、準備零食、喜歡的書或玩具。這就是所謂的**配套措施**（accommodation）。

第二種方法是**教導新技巧**。你希望自閉症孩子能有一個平順的未來。要達到這個目標，就必須在兩端之間取得微妙的平衡，一端是生理上缺乏彈性且注重細節的大腦，另一端則爲需要持續靈活應變並整合資訊的世界（因應瞬息萬變的情境、任務需求及種種原因）。最終的目的，則是要教孩子自己找到這兩者之間的平衡。利用新技巧來達成這個平衡，也就是所謂的**行為矯正**（remediation）。

當你在教導彈性與組織技巧的時候，同時小心地改變環境，這麼做將會改善孩子因應各種情境的能力。這也提供了一個示範，讓孩子能夠從中效法。未來孩子終將需要培養自我覺察與自我主張的技能，以決定自己何時該保持彈性、何時又該對環境提出更爲包容的措施。最後，當兩種做法雙管齊下時，將再次驗證孩子的經驗：保持彈性對他們來說有多麼挑戰。

改變環境

14

一盎司的預防，勝過一磅的治療。

——班傑明・富蘭克林

對自閉症者來說，人際溝通以及資訊的整合與組織，都具有相當的挑戰性，他們很容易在社交、團體或新情境中手足無措。一旦手足無措，孩子會更焦慮、行爲更衝動、出現更多不尋常的行爲。這些不尋常與衝動的行爲，讓孩子更容易面臨被嘲笑、霸凌或在社交上被孤立的風險。有時候，在一個原本可能手足無措的環境中，維持固著、缺乏彈性，可以幫助孩子減少他必須回應未預期事件的數量，有效降低焦慮、增加他展現適當行爲的能力。

從這個角度來思考：如果孩子有閱讀困難，你會期待他一整天都在閱讀嗎？不會的！相反的，你會給他休息或停機的時間，讓孩子重新充電，準備好了再做下一次嘗試。而對於有社交與執行功能困難的自閉症孩子，不只是在閱讀等特定任務上遭遇困難，而是在所有環境都可能受到影響。有時候他們需要中場休息，給他們一段時間，讓他們不需要保持彈性，或處理複雜且令人困惑的情境。如同自閉症自我主張網絡（Autism Self-Advocacy Network）主席阿里・尼曼所說的：

> 不要忘記了，對我們這些自閉症者來說，社交情境就像是一個地雷區。在一個布滿地雷的地方，你會戰戰兢兢，不敢做出任何突然、沒計劃好的動作。同樣地，在一個令我們困惑且毫無邏輯可言的世界裡，固著與缺乏彈性，某種程度提供了一種秩序。（個人通訊，2010年2月3日）

身爲家長或老師，你是決定提出主張與要求做個別調整（例如：可預期的、公開的時間表）的關鍵人物，這些做法將會增進孩子的安全感及學習能力。你可能也需要幫助孩子避開無法忍受的特定情境或風險太大的任務。舉例來說，與其讓孩子在一個空間偌大、擁擠又吵雜的自助用餐區吃午餐，不如讓孩子留在教室裡吃還比較好。無法忍受的情境或任務需要耗費太多努力或能量，那會讓孩子耗盡心力，無法做進一步的工作。這種情境可能會讓他感到崩潰，也增加衝動、干擾行爲的風險，或者使他們更加焦慮。孩子需要學習如何辨識並避免這些情境。避開一個超過負荷的環境並不是失敗，而是自我覺察與自我主張的成

15

功。實際上，每一個成功的人都要學習尋找讓自己容易成功的環境或情境，而且避開讓自己走向失敗的陷阱。第六章爲潛在問題提出了解決方法，關於如何來調整或避開讓自閉症孩子覺得困難的情境或任務，第六章也將會帶給你很多的靈感。

教導新技巧

> 給人一條魚，餵他一天飽。教人會捕魚，則是餵飽他一輩子。
>
> ——古諺

對於缺乏變通且細節取向的大腦，以及一個融合性的環境（例如：主流教育與職場環境），兩者之間要有好的磨合，十分關鍵的要件是要清楚教導自閉症者如何變得更有彈性、更有組織、更以目標爲導向。你將會在往後的章節學習如何執行。這些章節中，隱含了許多想法，包括：配套措施（accommodation）與行爲矯正（remediation）兩種截然不同的思維。如果你嘗試執行後續章節的策略時，能夠謹慎保持平衡，將能獲得最大的成效。

SOURCES
資料來源

1. Robison, J.E. (2011). *Be different: Adventures of a free-range Aspergian*. New York, NY: Crown Archetype.
2. Hill, E.L. (2004). Evaluating the theory of executive dysfunction in autism. *Developmental Review*, 24(2), 189–233. doi:10.1016/j.dr.2004.01.001
3. Kenworthy, L., Yerys, B.E., Anthony, L., & Wallace, G.L. (2008). Understanding executive control in autism spectrum disorders in the lab and in the real world. *Neuropsychology Review*, 18(4), 320–338. doi:10.1007/ s11065–008–9077–7
4. Pennington, B.F., & Ozonoff, S. (1996). Executive functions and developmental psychopathology. *Journal of Child Psychology and Psychiatry*, 37(1), 51–87. doi:10.1111/j.1469–7610.1996.tb01380.x
5. Sergeant, J.A., Geurts, H., & Oosterlaan, J. (2002). How specific is a deficit of executive functioning for attention-deficit/hyperactivity disorder? *Behavioural Brain Research*, 130(1–2), 3–28. doi:10.1016/S0166–4328(01)00430–2
6. Solomon, M. et al. (2009). The neural substrates of cognitive control deficits in autism spectrum disorders. *Neuropsychologia*, 47, 2515–2526.
7. Huttenlocher, P.R. (1990). Morphometric study of human cerebral cortex development. *Neuropsychologia* 28, 517–527.

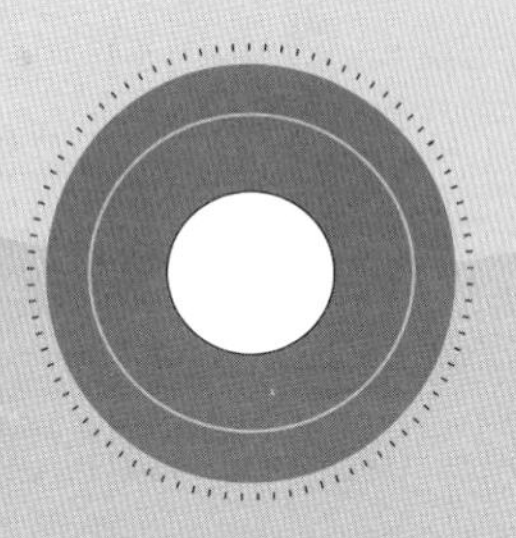

「達成目標不卡住！」介入方案概論

17 「達成目標不卡住！」方案使用四種教學方法，並教導三種執行功能技巧。

三種執行功能技巧

孩子將從「達成目標不卡住！」方案中學習：

1. **保持彈性**：如何更輕鬆地處理未預期的事件或不必要的要求（unwanted demands）。
2. **設定目標**：如何看到全貌、建立長期目標，以及避免在過程中分心。
3. **擬定計畫並做檢查**：如何組織完成目標或任務所需的步驟，並監控工作進度。

這些技巧如何讓孩子更成功？大部分的家長與老師會以長遠的眼光來評估一個孩子是否成功。因此，我們的主要目標就是讓孩子或學生未來能成爲一個快樂、功能良好的大人，擁有工作、和別人維持一個滿意的人際關係。這三者對於孩子在社區中成功適應、確立目標並實現夢想，都是非常基本的技巧。學校課程通常強調短期學業或行爲目標，因爲這些目標是針對特定學年所設計；這也解釋了爲什麼學校很少特別針對執行功能技巧做訓練。然而，學生確實需要這些技巧來管理時間與學習，並且和同儕發展正向的關係。

教導孩子這些技巧如何讓你的生活更輕鬆呢？身爲家長、治療師和老師，我們知道這些任務是多麼艱鉅。爲了盡可能發揮效能並同時享受樂趣，找到其中奧妙之處並教導孩子技巧很重要，這將會讓你的工作更輕鬆。孩子能夠獨立執行的事情愈多，你需要爲他們做的事情就愈少。我們總是習慣亦步亦趨跟著學步兒、幫忙他做決定、幫他執行生活常規。可是，當孩子到了學齡或更大的年紀，還要繼續幫助他24小時每週七天的執行功能的系統運作，將會耗盡你的心力。此時，教導孩子保持彈性、設定目標、擬定計畫的三個技巧，就會讓你的工作更簡單（見下頁圖2.1）。「達成目標不卡住！」方案的好處在於，它隱含了執行功能的策略，沒有加重負擔，只有重新分配時間，把令人挫敗且沒效果的互動，轉換爲有效策略的教導。

18

・圖2.1・

家長的彈性可促進孩子的彈性，反之亦然。

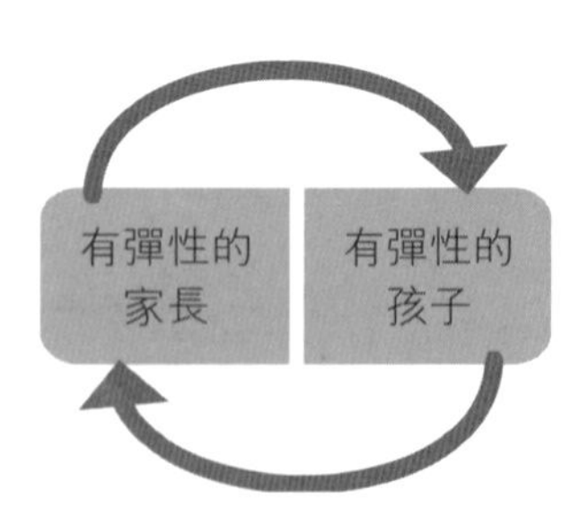

實踐執行功能的四種教學方法

以下段落介紹的四種方法，將教導自閉症孩子有效實踐執行功能的技巧。未來當你希望自閉症孩子學習任何新技巧，不論是否和執行功能有關，你都可以採用相同的技巧（摘要於圖 2.2）。

記住它並重複使用腳本與關鍵詞

自閉症類群的孩子容易因爲口頭指示與提醒而感到崩潰，即使是已經擁有大量詞彙的孩子亦然。他們也對理解文字的意思不太靈活、缺乏彈性。因此，使用精簡且重複的語言（例如：使用相同方式的關鍵字），可以幫助他們更容易處理你給他的訊息。這麼說也可以，「保持一致性」是自閉症者的黃金準則。因此，對於任何一項執行功能技巧，家長、老師和治療師都需要一再重複使用相同的語句（或腳本），讓家裡、學校和治療都保持一致性。「達成目標不卡住！」方案的腳本與詞彙，包括：「這是一件嚴重的大事，還是不嚴重的小事？」、「你的目標是什麼？」、「妥協」、「我們來擬定B計畫」。當孩子生活周遭有愈多人使

19

・圖2.2・

「達成目標不卡住！」的四種教學方法

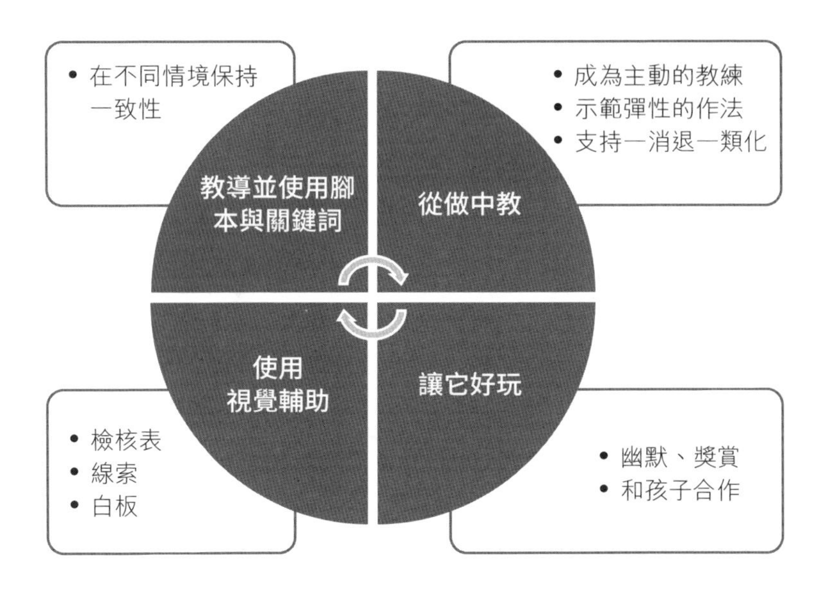

用這些腳本與關鍵詞、在愈多地方與情境中愈常去使用它們，孩子就能愈熟練地應用它們到新的人、地方和情境中。

從做中教：用示範與訓練來教導新的腳本和技巧

教導執行功能技巧與習慣，就像教一項樂器或運動。你可以提供有關如何踢球或彈奏的資訊，但最重要的教學來自於你親自示範這項技巧，讓學生直接看你怎麼做，並且在學生練習的時候引導他們正確的做法。這本書會教你如何示範變得更有彈性，然後幫助孩子在眞實生活情境中演練變得彈性、靈活的作法。以下是一些重要的原則：

20

- 如同學習一項新樂器或運動，**孩子需要重複練習相同的技巧**。如果孩子無法如你所示範地正確做出技巧，請別放棄，沒有一位音樂老師會因爲學生無法完全依循老師所彈奏的方式，就放棄學生。
- 身爲一個教練，你的責任是鼓勵孩子隨著時間，愈來愈趨近技巧的精熟。請記得從基礎開始。**當你教孩子新技巧時，最成功的教學往往發生在你所教的只些微超過他目前的能力**。這也就是爲什麼大部分人教孩子騎腳踏車時，都從加上輔助輪開始。老師們每天都會這麼做；他們在教乘法前會先教加法、在閱讀故事書之前先教拼音。一旦你選擇正確的技巧、做了示範也給出提示，並給孩子足夠的協助，就能幫助他成功進行。當你第一次使用執行功能腳本，你可以先用它來談論自己的事情。舉例來說，你可以示範目標設定，如「我今晚不想煮飯，想出去吃晚餐。不過，我有更大的目標是為我們的家庭旅遊存到足夠的錢，因此我決定今晚不去餐廳，把錢存下來。」

- 為了讓孩子學會新的技巧，你必須**提供足夠的訓練和協助，並在他已經掌握技巧的同時，準備好逐漸減少或消退你對他的指導**。在這方面你已經是專家了。舉例來說，家長們，你教孩子如何自己穿衣服，並非某一天突然對孩子說「穿上衣服」，而是示範給他看穿衣服的步驟是怎麼一步一步地進行，並且在你看到孩子已經能掌握步驟時，逐漸減少對他的協助。為了增進執行功能技巧，並讓技巧類化到其他情境，經常採用漸進式消退支持（gradually fading supports），如下頁圖2.3所示：

1. 教導一個新腳本（在後續的章節，我們會提供如何執行的範例））。

・圖2.3・

漸進式消退支持

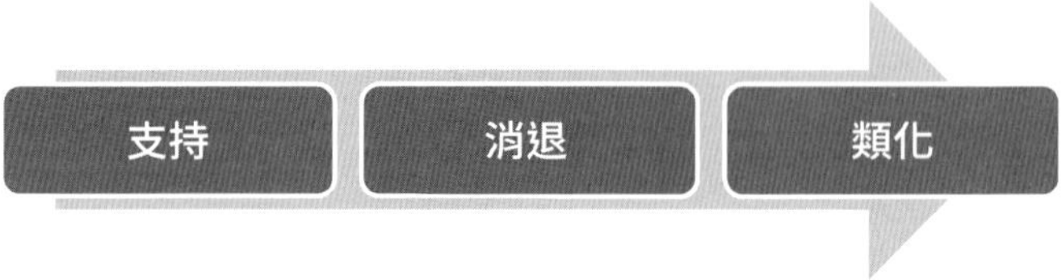

支持 → 消退 → 類化

21

2. 將完整腳本簡化消退爲幾個關鍵詞（如：「你的計劃是什麼？」「有選擇還是沒有選擇？」）
3. 接著，當孩子需要的指導更少，你可以減少提示，只提供一個簡單的手勢或一個有意義的眼神，提醒他在新情境中使用腳本（類化）。

- 請記得，**在你跳進去指導前，先觀察並提出問題**。你需要先觀察孩子，並且用引導式問句來問他們問題（例如：「接下來，你需要做什麼？」），這麼做有助於確認他們已經會做的事，並知道何時該退場。除非你打算以後要陪著孩子進大學或上班，否則，你對孩子的長遠目標，就是教會他能獨立使用本書所教的技巧。雖然這可能要花上幾年的時間，不過，如果你逐步消退或限縮對他的協助，新技巧就會逐漸成長並發展。

- **在過程中，記得對自己和孩子都保持耐心**。學習的關鍵就是重複，孩子有可能會做錯，即便他們看起來像已經學會了。學習這些技巧，需要時間以及重複練習。這就是爲什麼儘早開始教導他們、並提供多樣化的練習機會極爲重要。例如，孩子可能「知道」九九乘法表中7的乘法表，卻在計算測驗中突然忘記7乘以8等於多少。他可能需要回去再複習一下基本算術，才能夠熟練。

讓它變得好玩：當我們覺得好玩時，往往學得更好、教得更好

許多證據顯示，比起斥責與糾正，人們從正向經驗與讚美中，學習的成效最好[1]。如何在教導困難的新技巧——例如：保持彈性和設定目標時，和孩子們維持積極正向的互動，以下是一些建議：

- **變得好玩的關鍵之一，就是和孩子建立合作關係**。徵求他的意見如何解決問題、問問孩子遇到什麼困難阻擋，或是怎麼做會有幫助。協助他們設定目標與建立詞彙（例如：「這是一個甘比*時刻』；「我

* 譯註：甘比（Gumby）是美國黏土動畫系列。

需要更加靈活有彈性。」）在教導新技巧的時候，很重要的是針對孩子每天會需要幫忙的日常問題，提供技巧幫助他達到他所在乎的目標。如果孩子不想修正主要的問題，那麼第一步便是處理他的動機，包括：幫助孩子理解這個問題會如何妨礙他達成目標，或者阻止他得到他所想要的東西。舉例來說，許多孩子希望對自己的選擇有更多的掌控權，不過他們可能需要一些幫助，才能眞正理解只有學習如何保持彈性，才能讓他們最終獲得更多的掌控權和自由度。孩子愈能夠「說出」擁有的技巧、工作目標或使用的技巧愈多（例如：檢核表與視覺圖表、獎賞會是什麼、哪些因應技巧更有幫助），那麼，他將更可能使用它們。

- **如果靈活有彈性的例行常規，會讓你發笑或感覺很好，那你和孩子都會更願意去執行**。我們將在後續的章節提供教導執行功能技巧變得好玩的訣竅，希望這些技巧能激發你的創造力，喚醒好玩的本能。例如，當你要教導目標設定時，你可以將「決定附近冰淇淋店裡哪一種口味最好吃」設定爲目標。與其批評孩子固執沒彈性，不如讚美靈活有彈性的行爲，並且讓孩子看到保持彈性如何讓他得到更多他想要的東西，包括變得更獨立、擁有更多特權，你也將會因此獲得更多。

- **學習如何對失敗一笑置之**。當賭注低一點的時候，每個人都會感覺好過一些。如果你需要多一點靈感，請收看電視節目《流言終結者》並引用他們說的：「失敗永遠是一個選項。」關於那些失敗計畫的種種故事，可以是家長、治療師、老師與孩子間專屬的圈內笑話。聊聊那些精心設計「史詩級的失敗」，有助於建立緊密的關係，並且示範如何面對失敗，讓大夥兒對未來計畫的失敗做好準備。此外，一起嘲笑一個失敗的計畫，或一起摧毀一個計畫，其實滿好玩的（我們知道老師在準備課程的過程中，應該撕碎、燒毀不少教案，甚至用力踩過一些爛計畫），然後也要一起做一些好玩的事，例如：玩遊戲。這些憤怒破壞爛計畫的記憶，將會為我們示範未來如何處理差勁的計畫，並如何從中復原，繼續擬定下一個計畫。

提供視覺輔助

23

當我們身邊有一些具體的提示，告訴我們需要做什麼事時，通常會比較容易學習新習慣（這就是爲什麼便利貼這麼好用的原因！）。對自閉症者來說，尤其如此。你會發現在冰箱、告示板、電腦或其他顯眼的地方，張貼一些視覺提示會很有幫助，例如：列出本書所提供保持彈性的重要詞彙或腳本清單。在後續章節中的每一章結束前，都會提供一些視覺提示的想法與具體例子，讓每個人可以達成目標不卡住。你可以直接列印使用這些教材，或者依照你的需要做修改。第六章〈排除難題〉提供了視覺提示的其他想法。不管採用哪一種方式，請記得和與孩子一同工作的每個人分享你使用的方法，以確保家長、治療師和老師達成共識、大家都在同一艘船上。

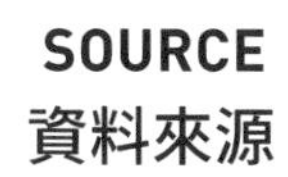

SOURCE
資料來源

1. OSEP Center on Positive Behavioral Interventions and Supports Technical Assistance (2013). Effective schoolwide interventions. Retrieved December 5, 2013, from http://www.pbis.org/

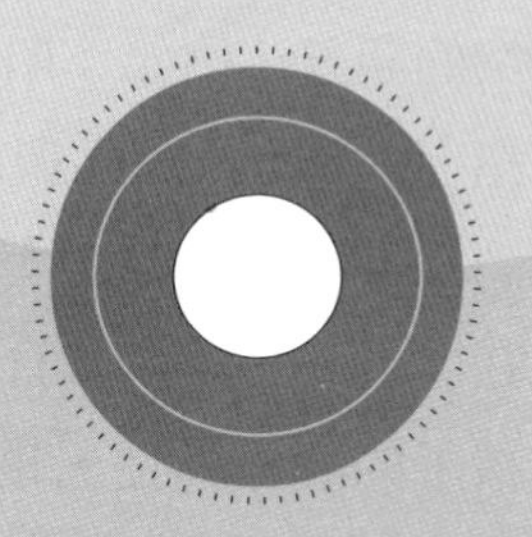

不卡住的方法：教孩子保持彈性

25

本章將涵蓋在教導孩子彈性思考與行爲時，實務上可以採用的步驟。其中腳本與關鍵詞彙尤其重要，請嘗試每天使用它們！

什麼是認知彈性？為什麼保持彈性很重要？

身體彈性，讓人們可以彎腰而不折斷身體、能夠適應狹小的空間、早上穿衣服可以塞進衣服裡。而**認知**彈性，則讓人們可以產生更多的解決方案與答案，辨識出一個策略或反應是無效的，並採取新方案、思考複雜或有衝突的訊息（例如：哈姆雷特是一位英雄，不過他也犯了過錯），以及懂得協調或妥協。對許多自閉症類群者而言，認知不靈活、缺乏彈性（或稱固著）可能阻礙交友、影響在普通班（融合教育）的學習、甚而招致飯碗不保。增進孩子的認知彈性，也會讓家長、老師與治療師的生活變得輕鬆一些。減少花時間在協調無法協商的事情上（例如：每天必須去上學），幫助孩子在受到手足或同儕欺凌事件時懂得釋懷，以及接受任何計畫都可能發生無可避免的變化。本章所教導的保持彈性、卡住、A計畫／B計畫、妥協、大事／小事、有選擇／沒有選擇[1,2]的腳本，皆提供簡單的語句，幫助孩子更容易且更有效率地做轉換。

保持彈性的關鍵詞和語句

- 保持彈性
- 卡住
- A計畫／B計畫
- 妥協
- 大事／小事
- 有選擇／沒有選擇
- 保持彈性威力強大！

參閱下頁圖3.1「達成目標不卡住！」關鍵詞與腳本圖表，你可以選擇一個清單版本。

關鍵詞、腳本或語句是什麼？

保持彈性：保持彈性代表我們可以改變我們的想法、做一些不同於我們以爲理所當然會去做的事、用不同的方式考慮事情、思考新資訊、並保持開放的態度。當我們保持彈性時，我們就有很多選擇。你可以採用以下關鍵句：

- 「我需要保持彈性。」
- 「在這種情況下，我們如何保持彈性？」

・圖3.1・

27

「達成目標不卡住！」關鍵詞與腳本

保持彈性	如果我保持彈性，將會發生更多好事。 我喜歡你保持彈性。保持彈性威力強大！
不卡住	我在＿＿＿＿事情上卡住了。我要如何不卡住？ 因為你不卡住，現在我們有更多選擇。
妥協	讓我們妥協，這樣我們都可以得到一些部分我們想要的。
達成目標	我們的目標是什麼？這是突發奇想嗎？ 我們達成目標了嗎？
A計畫／B計畫	我們的B計畫是什麼？ 你總是想到很棒的計畫。
大事／小事	我們如何把這件大事變成小事？ 我知道那對你來說是很嚴重的大事。你把它變得不那麼嚴重，做得好。
有選擇／沒有選擇	關於這件事，我們有別的選擇嗎？這是一個沒有選擇的情況嗎？ 你能夠把沒有選擇的情況處理得這麼好，我們擊掌慶祝！

目標
我們想做什麼？

計劃
我們如何做到？

執行
試試我們的計畫。

檢查
計畫執行得如何？

Solving Executive Function Challenges: Simple Ways to Get Kids with Autism Unstuck and on Target, by Lauren Kenworthy, Laura Gutermuth Anthony, Katie C. Alexander, Monica Adler Werner, Lynn Cannon, & Lisa Greenman. Copyright © 2014 by Paul H. Brookes Publishing Co., Inc. All rights reserved.

- 「讓我們想一個保持彈性、隨機應變的方法，以防萬一我們第一個計畫行不通。」
- 「保持彈性可以讓我獲得一些我想要的。」
- 「我不可能總是得到我想要的，所以我需要保持彈性。」
- 「保持彈性比卡住的感覺更好。」
- 「我能夠保持彈性；我曾經做到過。」
- 「沒關係，我們會找到另一種方式。」
- 「如果你做到○○，我就知道你有保持彈性，而且這真的有效！」
- 「謝謝你在○○這件事上保持彈性，讓事情變得更輕鬆簡單。」

卡住與不卡住：當你卡住時，你只有一個選擇：那就是動彈不得。除了被卡住，你不能做任何事情；一次又一次地重覆做同樣的事，不太可能讓你脫離那個困境，反而可能讓你感覺愈來愈差。想想看最近一次你的車卡在雪地或泥巴中的情況。當你愈用力踩油門，只會讓你陷得更深。有別於被卡住，你必須做一些不一樣的事情。你可以採用以下的關鍵句：

- 「我卡住了，我現在可以做什麼？」

- 「你被卡住了嗎？」
- 「我要如何脫困？」
- 「我卡在泥巴裡了。」（這提供了一個視覺畫面，顯示為何被卡住是不舒服的。）
- 「卡住的感覺超差的。」
- 「當我被卡住的時候，我只有一個選擇，那就是卡住。那可一點也不好玩！」
- 「我愈來愈緊張，我感覺胃緊緊的。我發現我已經卡住了。我必須想辦法脫困。」
- 「你的表情和聲音告訴我，你覺得自己卡住了（盡可能具體描述你觀察到孩子卡住時，表現出來的外在徵兆）。我想幫忙。讓我們想一些可行的方法來幫你脫困。」
- 「我注意到你被卡住了，因爲你（具體描述例子），我也看到你脫困了。做得眞好！」

A計畫／B計畫：我們都有各自期待事情發展的方式；姑且稱之爲A計畫。A計畫不一定總是能奏效，因此我們需要B計畫。A計畫／B計畫可用來溝通兩件事，第一，事情不照著我們的計畫進行是很正常的、甚至可以預期。第二，改變計畫或預備B計畫是很重要的事。A計畫／B計畫的概念讓人們了解當事情出包、或未按照預期的方式發展時，並不是他們的錯。準備好B計畫可以讓你保持開放態度、保留選擇、避免被卡住，並且完成你的目標。你可以採用以下關鍵句：

29

- 「你的A計畫是什麼？你有B計畫嗎？照著B計畫可以確保我們完成目標嗎？」
- 「我們的B計畫是什麼？我們應該要預備C計畫，以防萬一嗎？」
- 「我的A計畫沒有達到效果。我需要B計畫。」
- 「準備B計畫，讓我覺得安心，因爲知道我還是可以完成目標。」
- 「我需要B計畫，這樣我就不會被卡住。」
- 「有了B計畫的話，如果A計畫沒有發生，我就有一個好的備案。」
- 「你執行了你的B計畫！能保持彈性，眞是太棒了！」
- 「我眞高興我們有了B計畫。這樣我們就不會眞的被卡住了。」
- 「我眞喜歡你有A計畫也有B計畫。這麼做是很周全的規畫。」

妥協：相較於「放棄」——你沒有得到任何你想要的東西，妥協代表兩個人各自放棄一部分他們想要的，或者他們對於他們想要東西的順序，保持靈活彈性的態度。當你面對孩子使用這個關鍵詞時，重要的是你必須確保你提出了一個眞正妥協的方式，讓雙方都能得到一部分他們想要的。你可以採用以下的關鍵句：

- 「讓我們彼此妥協吧。你先，但接下來輪到我。」
- 「我們可以妥協，這樣我們都可以得到一部分我們想要的。」
- 「怎麼做才是一個好的妥協方式？」
- 「謝謝你爲了朋友而妥協。你們都得到自己想要的一部分，也能夠一起度過一個愉快時光。」
- 「謝謝你爲我妥協。你得到一部分你想要的，我也得到一部分我想要的。」

大事／小事：人生當中，不是每一次的打嗝都是很嚴重的事，不過對於自閉症孩子來說，一般人眼中的小事情也有可能被看成非常嚴重，他們感到無比沮喪。幫助孩子學習區分不可忽略的情境（大事）和只是有點討厭的情境（小事）兩者的差異，可以幫助他們應對，並且做出更好的決定。更重要的是，接納孩子覺得某件事是很嚴重的大事、幫助他們找出解決之道，並且把它變成小事。千萬別告訴孩子那件事一點也不重要；相反地，請詢問以下問題，或使用以下的關鍵句：

- 「你覺得這是大事還是小事？」
- 「我們怎麼把這件大事變成小事？」如果孩子很難回答這個問題，可以說：「讓我們看看可以怎麼做……」
- 「這件事對我來說還滿嚴重的，你可以教我怎麼把它變得不嚴重嗎？」
- 「這件事眞的很嚴重，從你強烈的反應就可以知道這一定是一件大事。讓我們一起做○○○（有助於恢復平靜的活動）。」一旦孩子變得平靜，你可以說：「我知道這是一件嚴重的大事，不過我也知道一個解決的方法，可以把它變成不嚴重的小事。你想聽聽看嗎？」
- 「我注意到這件事對你來說很嚴重，不過你可以保持冷靜，和我一起把它變成一件小事。你眞是了不起的問題解決者！」
- 「把大事變成小事，你做得眞好。」
- 「讓我們來當問題縮小專家，把大事變成小事。」

有選擇／沒有選擇：我們常常面臨選擇。解決問題有不同的方式：我們可以在菜單或電影院的不同選項上做出選擇，並且通常可以選擇何時去做某件事。不過，有些情況卻是沒有選擇的。例如：我們必須繳稅、上學、看醫生、在火警警報響時離開建築物。對自閉症孩子來說，區分「有選擇」和「沒有選擇」之間的差異是很重要的事。這可以幫助他們了解何時可以嘗試說服他人、何時他們別無選擇，必須彈性地去適應環境。這也讓他們清楚了解，所謂沒有選擇的情況，並不是因爲你或其他人選擇強迫他們做這件事，而是因爲這就是世界運作的方式。讓孩子清楚地認知到，不管他有多麼不喜歡，有些情境就是別無選擇。在沒有選擇的時候，花時間與力氣試著做選擇，只會浪費時間。這些浪費的時間，大可以用來做一些有趣的事，不然孩子甚至失去他原有的特權，無法去做喜歡的事。這個腳本若要成功，你必須強調有選擇勝過沒有選擇的情境。盡可能找出有選擇的情境，把「沒有選擇」只保留給眞正別無選擇的情況。你可以採用以下關鍵句：

31

- 「我很不想做這件事，不過這是沒有選擇的情況，因此我只好去做它，把它熬過去。」
- 「這是有選擇還是別無選擇的情況？」
- 「我有選擇還是沒有選擇？」
- 「你在這裡有一個選擇。」
- 「這是一個沒有選擇的情況，因爲⋯⋯」

- 「這是一個有選擇的情況。」
- 「謝謝你在沒有選擇的情況下，保持冷靜。」
- 「你會做出什麼選擇？」
- 「今天會有一個沒有選擇的情況……（解釋別無選擇的情況）。讓我們一起來計畫，怎麼面對我們沒有選擇的情況。」
- 「我沒有其他選擇，所以我必須這麼做。我會先深呼吸，然後一次做一點。我以前也曾經這麼做過，我知道我可以再做一次。」

保持彈性威力強大：自閉症者很難保持彈性。自閉症者和我們大部分人一樣，無法去做一件很困難、卻又不知有什麼好處的事情。對自閉症者來說，保持彈性的原因，一點也不直覺。因此你必須清楚明白地告訴他們以下兩個問題的答案：「爲什要保持彈性？」以及「保持彈性，這對我有什麼好處？」

幫助孩子了解保持彈性對自己是有好處的。展示給他們看：橡皮筋會比沒煮過的義大利麵條更強壯，因爲橡皮筋比較柔韌有彈性。指出當你累了可以坐下來，是因爲你的身體柔軟有彈性；示範給孩子看，即使我們費盡一切努力，也不可能總是得到我們想要的一切。因此，保持彈性可以讓我們獲得一部分我們想要的東西。保持彈性也讓一個人比較容易結交到好朋友。如果我們想要維持友誼，我們必須適時保持彈性。你甚至可以示範：孩子面對家長或老師時保持彈性，會讓大人們高興，更願意給孩子他們想要的特權和自由。這裡你需要傳達的訊息是——保持彈性讓孩子能夠取得控制權，也感受到自己的堅強。以下的腳本可以幫助許多自閉症孩子記得爲什麼他們需要保持彈性：

- 「我不可能總是得到我想要的一切。保持彈性可以幫助我得到我想要的一些東西。」
- 「當我保持彈性時，我獲得一部分我想要的東西，同時心裡感覺良好。」
- 「沒關係的；我會找到其他的方法。」
- 「保持彈性威力強大！」

| 訣竅 |
是否對新詞彙感到不知所措？

- **不必追求絕對完美**。我們知道，要一個人每次或甚至大部分時間都說對話，是不太可能的事情。目標不必設定在達到完美，而是設定在最優的結果就好。如果你能夠在某些時候用到一些詞彙，已經做得很好了。

- **選擇其一**：選擇其中一個腳本，融入你和孩子的所有互動中。如果你打算要一次把所有腳本融入你們的互動，那麼對你和孩子都可能是超過負荷的。一旦你的第一個腳本已經能自在運用，試著加入其他的腳本（例如：保持彈性→卡住→A計畫→B計畫）。
- **你可能已經很自然地使用保持彈性的詞彙和腳本，只差沒有大聲把它們說出來**。其實，你已經學會其中的許多技巧了。如果你可以學著清楚地表達並敘述你所做的事情，即使不是每次都做到，也足以幫助自閉症類群障礙症的孩子學會變得更有彈性。

從做中教：示範如何保持彈性／不卡住

一天當中，我們總是會經歷需要保持彈性的時刻。請在這些情境中示範並解釋你如何保持彈性，包括你的情緒和決定。你可以提供孩子清楚的範例，讓孩子能夠體會如何做到自我控制並保持彈性。大聲說出你正在想與正在做的事，讓每一個步驟都顯而易見。別忘了，必須清楚說明由於保持彈性，你得到的種種好處。一段時間之後，讓孩子幫忙你說出這整個過程。如果你要求孩子幫忙解決你的問題，大部分孩子通常都會特別感興趣、更樂意投入。關鍵在於使用一致的語言，也就是本章所列出的詞彙與腳本。你可以發揮你的創意，找出在自然情境中，如何示範保持彈性。這些年來，我們從自閉症孩子的家長、老師和治療師身上學到如何善用黃金時刻來教學的要領。在以下清單中，我們將和你分享一些實際例子。請看本章最後的**採取行動：讓保持彈性的腳本成為一種習慣**。

- **早餐時**：你可以說：「今天早餐沒有牛奶可以沖泡麥片了，我卡住了。我想現在是準備B計畫的好時機，我可以烤土司當作早餐。雖然這不是我最喜歡的選擇，不過這樣我至少有早餐可吃了、不必杵在這裡生氣和餓肚子。我今天找時間去買牛奶，這樣明天早餐就可以吃麥片了。」
- **發生意外**：當孩子不小心把飲料打翻，你可以說：「飲料打翻了濺到我身上，我心想完蛋了，這下事情嚴重了。不過一個轉念，我想到我可以用拖把將它清潔乾淨，這樣就不是嚴重的事了。而且還有你幫忙一起清潔。現在我感覺好多了。謝謝你！」

- **孩子赴約／參加活動遲到**：「很高興今天看到你來！本來我預計我們可以一起做A計畫，不過時間大概不太夠，因此我們需要B計畫。你覺得我們應該刪掉A、B或C哪一個部分？由你來決定。」
- **孩子在完成活動／工作成果之前被迫中斷（盡可能避免這種情境）**：你可以這麼說「即使你還沒完成，你還是可以保持彈性、先暫停這件事嗎？」如果孩子說可以，請讚美孩子能夠保持彈性；如果不行，可以說：「我知道事情像這樣被打斷是一個很糟糕的狀況，不過我們得先暫停這件事，你才能吃午餐。我們可以把它變成一件小事嗎？現在請把你的作業放回到我書桌上特別的位置，然後你可以在今天的＿＿＿＿＿時間完成它。」
- **餐廳剛好沒有提供他最想要的食物**：你可以說：「我知道這感覺是一件嚴重的大事，不過我們一定有辦法把它變成小事，例如：選擇你第二喜歡的食物，再加點一個特別的甜點。我們也可以擬定計畫，改天再回來品嚐你最喜歡的食物。」
- **教室或治療室裡沒有想要的物品**：如果孩子因爲最喜歡的書被別人拿走，或最喜歡的玩具或物品不見了而感到沮喪，你可以說：「孩子，這眞的很令人挫折，我知道你很想要○○（或說：我很希望和

34

你一起做〇〇），不過現在這東西不在。與其卡在懊惱〇〇或〇〇有多好玩，我們可以保持彈性，選擇我們第二喜歡的東西嗎？這樣的話，我們至少還可以獲得一部分我們想要的東西。」

- **想看的電影已經售完票**：如果你們想一起看的電影票已經賣完，你可以說：「我有兩個辦法，可以把嚴重的大事變成小事。我們可以選擇看另一部電影，或者到遊樂場玩。你有其他的建議嗎？」
- **沒有得到想要的東西，例如：生日禮物**：如果孩子從爺爺奶奶那裡得到他不喜歡的生日禮物，你可以說：「我知道這感覺很嚴重。我有一個辦法可以把它變成一件小事，也不會讓爺爺奶奶傷心。你可以先說：「謝謝你，奶奶。」之後，我們再去把禮物換成你想要的東西。為了達成這個目標，我需要你保持冷靜，幫助我完成計畫。奶奶並不想讓你失望，她以為你會喜歡這個玩具，她不知道你有更想要的禮物。」
- **你很努力做的事情搞砸了，例如：烤杯子蛋糕**：如果你已經花很多時間在做杯子蛋糕，但糖霜太稀了，你可以這麼說：「我們花了一整個早上在做杯子蛋糕，結果糖霜搞砸了，現在蛋糕看起來很糟糕。這感覺眞是太嚴重了。我想我們需要深呼吸兩次，然後為我們的杯子蛋糕想一個B計畫，把它變

35

成一件小事。」(呼吸、暫停、呼吸。)「好,B計劃就是我試著多加一些糖,讓糖霜變厚一點。如果這麼做也無效,你可以幫忙我進行C計畫嗎?我們可以撒上一些彩色糖果。」

- **你很努力,但事情卻搞砸了,例如:電腦中的作業檔案不見了**:「你非常努力做了投影片,也寫上很多超棒的想法,結果電腦竟然當機了!對你來說,這是一件大事還是小事?這對我來說,絕對是一件嚴重的大事。我得先深呼吸兩下,然後思考:我們是否該打電話到電腦中心,看看他們是否有好方法可以救回你的投影片檔案。」
- **你很努力做的事情搞砸了,例如:網購寄來的商品不是你所預期的**:如果你訂購的禮物尺寸太小了,你可以說,「喔,我的天啊!花了這麼多時間,好不容易找到一件適合的毛衣,想當作○○○的生日禮物,結果尺寸竟然太小,○○○的生日就是明天了。這感覺是很嚴重的大事。你可以幫助我想一個方法,把它變成小事嗎?」
- **完成的作品必須拆掉**:孩子精心創作了一個作品,因爲必須拆掉,而感到惱怒,你可以說:「我不想每天因爲必須把做好的樂高積木成品拆掉,而感覺是嚴重的大事。我希望能想出一個辦法,把它變成一件小事。告訴我，你覺得這樣是否有幫助：我們每天把你的作品拍一張照片，然後把你所有完成過的樂高作品收集成一本書，你覺得如何呢？」

- **當你明天無法去學校教課／或沒辦法照原訂時間提供治療，另一個人將暫時代替你**：你可以說：「明天／下週我必須回診去看醫生。這是一個沒有選擇的事情，因此那天Z小姐會是你的老師／治療師。請你試著保持彈性，因爲她可能會做一些不同的事情。例如，她可能不會像我一樣搞笑，不過我相信這只是小事，因爲所有重要的事情都沒變，像是：午餐、下課，還有做最喜歡的活動。」
- **烘焙餅乾**：在做巧克力餅乾的時候，你發現手邊已經沒有巧克力碎片的材料。你可以說：「我們需要巧克力碎片當作材料，不過現在沒有材料了。這樣的話，我們可以選擇放棄，不做也不吃任何餅乾；或者，我們也可以保持彈性，想出一個B計畫。這樣，我們還是可以有餅乾吃。我們有哪些B計畫呢？葡萄乾口味？核桃口味？或糖霜口味？」
- **玩遊戲**：孩子希望在桌遊遊戲中第一個玩，不過另一個玩家擲出更多點數。你可以問孩子：「你卡住了嗎？你要怎麼做才可以既保持彈性，又達到在遊戲中第一個開始的目標呢？」試著幫助他了解，下一輪他可以第一個玩，這比因爲無法這一輪先玩而停止遊戲，來得更好。

- **父母之間意見相左**：你的配偶希望去一個地方度假，而你想去另一個地方。在孩子面前，你可以和配偶開玩笑說：「我們彼此妥協一下，按照我的想法來做吧！」你的配偶可以詢問妥協是如何運作，而你可以示範如何達到彼此妥協的狀態。
- **遊戲日或室內活動**：當孩子想玩樂高積木，而他的朋友想玩桌遊時，你可以說，「你要如何才能既保持彈性，又能達到和朋友一起玩的目標呢？你可以妥協先玩桌遊，之後再玩樂高嗎？這樣你們最後都玩到各自想玩的遊戲，會比什麼都沒有玩到來得好。」當問題成功解決後，可以指出「保持彈性並且讓你的朋友也玩到，這樣會讓他也玩得開心，所以保持彈性讓你成爲一個好朋友。對方很可能下次會想再找你一起玩。」
- **當孩子不想參與計畫好的活動**：你可以說，「你現在看起來好像卡住了。我的A計畫是希望你完成這份習題，這樣我就可以知道你已經學到多少關於形狀的知識。不過我們可以做個妥協，你用對你有幫助的方式進行，同時也讓我了解你學到多少，好嗎？先做奇數題眞是一個有彈性的好方法！」

- **當你找不到東西**：你需要一支特別的筆來批改學生的報告，不過你找不到它，你可以說：「我眞的需要一支紅筆來批改報告，這樣你才能看到我的評論，不過我現在沒有紅筆，因此我會有彈性地進行我的B計畫，今天就用綠筆來批改報告。」
- **食物選擇**：當孩子因爲花生醬用完或者他吃了不喜歡的午餐而卡住，你可以說：「你的B計畫是什麼？你想要火雞三明治、起司三明治，還是其他選擇？」或者「讓我們做一個B計畫，讓你的父母知道你明天午餐想吃什麼。」
- **活動選擇**：你可以說：「我知道你接下來想做○○，但是山姆已經先選○○了。與其卡在你想要的○○，你有B計畫的選擇嗎？這樣的話，你還是可以享受下課休息的時間。」
- **不受歡迎的任務**：如果你收到一張停車罰單，你可以說：「哎喲，我眞希望支付停車罰單是一個有選擇的情況。」
- **破壞性的活動**：如果消防演習發生在你喜歡的課堂上，你可以說：「我眞希望這是一個有選擇的情境，不過消防演習對我們每一個人來說，都是別無選擇的狀況。」
- **當文件不是照你預期的方式列印**：「這台印表機太

糟糕了！我的文件印錯了，感覺就像一件嚴重的大事，讓我深呼吸一下，再來看看怎麼把它變成一件小事。」然後暫停一下，接著跟孩子說：「這樣行不通。我要怎麼把這件事變成小事，你有任何建議嗎？」

- **在商店裡**：玩具的價格超出你的預算（或者超出孩子的零用錢）。如果你的孩子卡在想買昂貴的玩具，你可以說：「我也喜歡那個玩具，不過我們買不起，如果我們繼續卡在買不起它的這件事上，那我們就得不到任何我們喜歡的東西。讓我們保持彈性，找到另一個我們也喜歡的玩具，這樣到最後起碼我們還有收穫，而不是到頭來什麼都沒有。」推薦他另一個價格在合理範圍的玩具。
- **交通路況差**：塞車的時候，你說感覺像被堵住了，你在想如何擺脫塞車的感覺。彈性思考，並且大聲說出來！你考慮走一條不同的路回家，或利用塞車的時間，玩文字遊戲、聽音樂或編故事。把你每個步驟的想法和感覺，大聲且清楚地說出來。鼓勵孩子腦力激盪，幫助你想其他的解決方案。
- **當東西故障**：「我想我們可以換另一個零件，或者修好它，把它變成是一件不嚴重的小事。」
- **當你做日常家務出錯時**：你搭了老遠的巴士來到銀行，卻發現你要存的支票留在廚房的餐桌上。

「讓我們保持彈性，想一個B計畫。」幫助孩子看到你的失誤剛好是一個可以找出不同解決方式的「機會」。「既然我們都來到這裡了，爲什麼不乾脆去圖書館借一本書，在回程的路上看？看吧！我們可以把失誤變成一件的小事。」

｜訣竅｜
避免出錯的關鍵是：明白你不可能完全不出錯

我們都是人，都會犯錯失誤。要教孩子承認錯誤最有力的方法，就是對孩子承認你自己也會失誤。這樣，就可以把自己的失誤轉換成一個教學時刻。舉例來說，孩子因為某件事而懊惱，而你卻說：「別傻了，這只是一件小事，沒什麼大不了。」只會讓孩子更加懊惱。請記得不要讓人感到絕望，若要修復這個情境，你可以這麼說：「我很抱歉，我犯了一個錯。這件事對你來說，根本不是小事，而是嚴重的大事。」並在這裡打住，等到孩子平靜下來，才繼續說：「有什麼方法可以把它變成一件小事？」

如何讓它變得好玩

不要忘了保持彈性也可以很好玩。盡可能善用幽默。自我解嘲一下，會讓孩子更容易輕鬆看待自己。在學習保持彈性的時候，允許你和孩子既愚蠢又富有創造力。盡可能保持正向的態度，以下是一些建議：

- **標示「有選擇」的情境要多於標示「沒有選擇」的情境**：「你現在有一個選擇。」
- **盡可能地讚美孩子有彈性**：「我知道你希望吃到披薩，我很喜歡你對於計畫變能保持彈性。」「你比橡皮筋還要有彈性。」
- **盡量避免公開提醒孩子保持彈性，讓他感到尷尬或羞愧**：使用祕密、視覺的「彈性暗號」（**參見下一節「視覺關鍵與科技輔助技術支持」**），有助於用不顯眼的方式來提醒孩子保持彈性的詞彙，或使用保持彈性的密碼，例如：「甘比」（Gumby），或詢問「甘比（Gumby）在哪裡？」
- **只要孩子使用保持彈性的腳本或關鍵詞，就讚美他**。你可以用話語或視覺訊號來讚美孩子（例如：豎起大姆指），或丟一個銅板或彈珠進罐子裡，當罐子裝滿了，就可以兌換獎品。

- **讓「沒有選擇」變成客觀的決定，而非你的決定。**「你知道這是別無選擇的情況。我希望可以控制它，但是我沒辦法。」
- **讓孩子幫助你保持彈性**，儘管一開始，令人感到不悅或速度很慢。
- 一旦孩子知道了這些腳本，**在發表意見之前，記得先問**：「這是有選擇還是沒有選擇的情況？」「你有B計畫嗎？」「這是大事還是小事？」
- **使用這些腳本來讚美和指導，而不是批評**。不是說：「你被卡住了！」而是問：「你被卡住了嗎？」或「我們要怎麼做，才能對這件事保持彈性？」
- 當你們一起看電視或卡通時，**觀察別人如何保持彈性**。一起嘲笑節目中的角色缺乏彈性或稱讚他保持彈性（但是，當然不要嘲笑孩子）。
- **找出保持彈性的英雄**。孩子通常會崇拜書中、電視或真實生活中的人物（例如：林肯、皮卡丘、愛因斯坦、馬力歐等）。用這些角色所做的事情，來說明如何保持彈性。聊一聊彈性思考如何幫助你的英雄、你自己、或你的家人。你可以問：「你的英雄會怎麼做？」

視覺關鍵提示與科技輔助技術支持

要確保在家裡、學校、治療情境中的每個人都一致使用相同的保持彈性語彙和腳本，方法之一就是把它貼在每個地點的重要位置（包括家裡、學校、治療室），例如：冰箱、告示板、午餐室、浴室或電腦旁邊。本章以及第四、五章最重要的視覺提示就是「達成目標不卡住！」關鍵詞與腳本圖表：見圖3.1。我們建議你把它貼在一個顯眼的位置，讓人總是能看到它。有關視覺提示及其他有用的建議如下：

- 每位參與孩子生活的人都可以使用共同的**保持彈性暗號**，例如：手勢、關鍵語句，或把頭偏一下，互相提醒保持彈性的機會來了。
- **為保持彈性，設定群組**（家庭、教室、治療群組）**目標**。每一次有人做到保持彈性，你就可以記錄一個點。採用視覺追蹤系統來記錄累積的分數，看看是否達標，例如畫一個溫度計（像是聯合勸募承諾達標溫度計），或準備一個可以投入彈珠或硬幣的罐子。只要你們達到目標，就一起做一件特別的事情，來慶祝你們做到保持彈性。有些孩子喜歡舉辦彈性派對，一起試吃怪奇食物或體驗一些彈性的事物（例如：甘草糖或障礙訓練）。

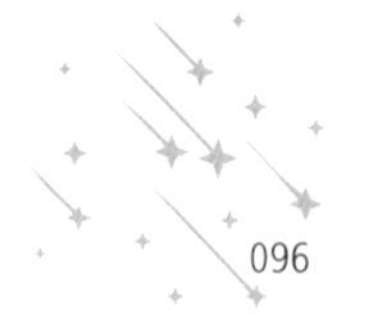

41

- 當你和孩子進到一個死胡同，請嘗試使用**視覺化的問題解決圖表**。你可以在白板上或白紙上畫一個簡單的妥協表，如圖3.2所示，並且填進答案。請確認你們想出的妥協方案，可以讓每個人都得到一部分他想要的。

・圖3.2・

簡易妥協表

我覺得／我想要：	媽媽覺得／媽媽想要：	妥協方案：

採取行動

讓保持彈性腳本變成習慣

你對於使用保持彈性詞彙的方式與頻率覺得滿意嗎？

如果答案是滿意，那麼恭喜你！

如果答案是不滿意，這裡有一些關於如何使用彈性詞彙與語句來建立新習慣的建議。改變行爲與建立新習慣並不是一件容易的事，它牽涉到許多因素。你必須做到以下幾點：

1. **設定一個目標，將保持彈性腳本變成一個習慣**。如果你不喜歡我們建議的用字，或者這些字眼對你來說很不自然，你可以替換成意思相近而且你比較喜歡的用語，用自己的話來說。如果你討厭把自己的想法和感受大聲說出來，那麼你可能需要尋求其他家人、老師、或治療師的協助。
2. **想像你自己正在使用這些腳本**。你可以想像最近一次你和孩子覺得挫折的情境嗎？其中有任何部分和缺乏彈性有關嗎？你可以在腦海中使用彈性語言，把你們的互動過程重新播放，想像一個不同的結果嗎？
3. **相信彈性腳本是有效的**。我們在門診與教室使用這套腳本將近十年，並從不同家庭中反覆聽到回饋，肯定這套做法是有效的。有選擇／沒有選擇腳本，以及A計畫／B計畫都有神奇的效果，可以重新建構情境，並且降低衝突。我們完成的科學研究也發表在同儕審查期刊，並發現以這些腳本所設計的校園課程，能夠有效地增加自閉症孩子的彈性、幫助他們完成任務、輕鬆轉換活動、依循規則，同時增進其他在家或在學校的重要技巧。[3]不過，即使你盡一切努力使用它，如果這些腳本不能說服你，或者你內心相信這些技巧是沒有用的，那它就不會奏效。這種情況下，你可以和其他家人、治療師、特教老師或孩子治療團隊的其他成員討論，他們是否認爲這些方法可能有效，或者是否有其他方法可以修改內容，把它變成你能夠信任的腳本。

4. **創造方法來提醒自己使用腳本**。視覺提示對大部分人都有幫助。如果貼關鍵詞或腳本（圖3.1）還是不夠，可以搭配使用便利貼、手機設定提醒功能，或請同事或配偶提醒你。如果孩子的生活當中只有你使用腳本，沒有其他人在使用，請記得要分享關鍵詞與腳本給其他人（例如：爺爺奶奶、老師、治療師、教練、童軍團長）。

5. **設定計畫來使用腳本**。試想未來你預期會出現彈性問題的時刻。可以是日常生活中的特定時刻（例如：從下課轉換到上課、或從點心時間轉換到寫作業時間、早上起床準備上學的時間）、或是即將發生的特殊活動（例如：校外教學、派對、回診、客人來家中拜訪等），這些情境都可能發生缺乏彈性的狀況。你能使用任何彈性詞彙來幫忙孩子做準備，並示範這些情境下的最佳結果嗎？嘗試爲自己與孩子審視，使用彈性詞彙時，可能會遇到什麼挑戰，以及有什麼解決方案。

6. **找出阻礙**。舉例來說：

   a. **當你使用彈性詞彙時，孩子是否摀住耳朵**？請不要放棄。記得這對他來說也是一個新技巧，而改變本來就不是他擅長的，可以持續使用這些詞彙。如果你真的覺得卡住，也可以考慮和孩子合作，挑選可能有幫助的新詞彙；或者你也可以諮詢孩子治療團隊的其他成員，如何讓介入方案更具吸引力。

   b. **孩子對於保持彈性沒有動力**？你可能需要創造一個簡單的視覺獎勵系統，如果你需要一些靈感的話，可以**參考第六章「採取行動：建立一套獎勵制度」**（見P.169）。你可以和治療師、老師或家長合作，和孩子討論如果他更有彈性，會讓他更容易得到他想要的東西；反之，被卡住則會阻礙他實現重要的目標。正如我們在第四、五章所討論的，宏觀（或全貌）的思維與目標，對許多自閉類群孩子來說並不符合直覺，他們有時需要一步一步地引導，才能找出目標。

SOURCES
資料來源

1. Feeney, T.J. (2010). Structured flexibility: The use of context-sensitive selfregulatory scripts to support young persons with acquired brain injury and behavioral difficulties. *Journal of Head Trauma Rehabilitation*, 25, 416–425. 10.
2. Ylvisaker, M. (2006). *Tutorial: Self-regulation/executive function routines after TBI.* Retrieved from http://www.projectlearnet.org/tutorials/sr_ef_routines.html
3. Kenworthy, L., Anthony, L.G., Naiman, D.Q., Cannon, L., Wills, M.C., Werner, M.A., ... Wallace, G.L. (in press). Executive function versus social skills interventions for children on the autism spectrum: An effectiveness trial. *Journal of Child Psychology and Psychiatry*.

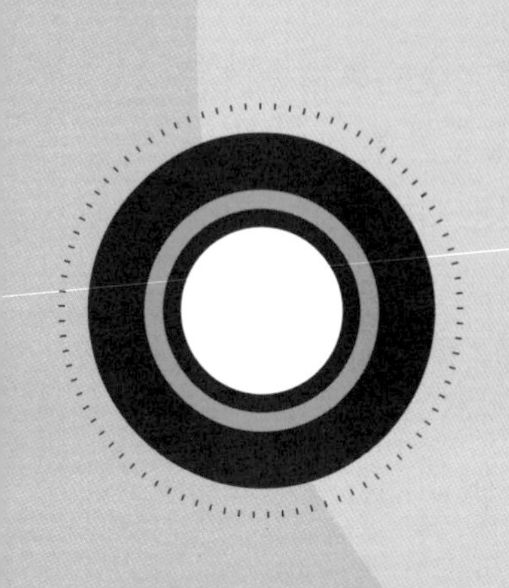

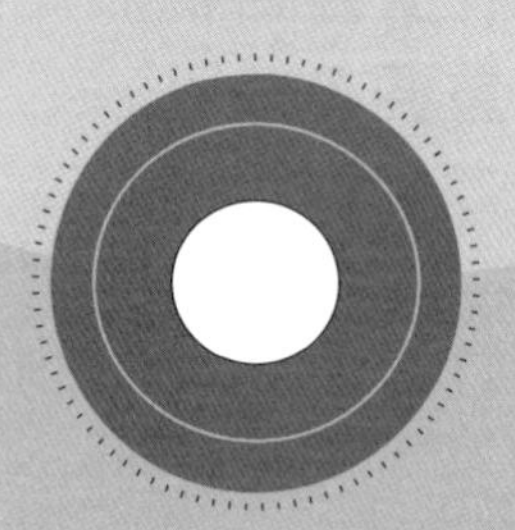

達成目標：擬定計畫來達成目標

43

我們都知道，如果能確定我們想要完成的事情（設定目標），並且能夠按照步驟達成目標（擬定計畫），那我們會更可能獲得我們想得到的東西。我們也知道，光是知道這些還是不夠，有些人對某些事情比較在行，而某些目標又特別難以達成。對自閉症類群者來說，設定目標與擬定計畫通常是很困難的，不過如果能明確確立目標和達成目標的步驟，將會有很大的幫助。本章將帶領你教導這些重要的生活技巧。

什麼是目標設定與擬定計畫？為什麼它們這麼重要？

目標設定是一種找出目標的能力。有些目標很小（例如：穿好衣服、做晚餐、整理房間），有些目標則很大（例如：唸研究所、減重、交朋友）。本章將教你如何教導孩子使用目標（Goal）、計畫（Plan）、執行（Do）、檢查（Check）（GPDC）腳本[1]，此腳本提供孩子一套可以依循的例行慣例，讓他們繼續朝向目標邁進。藉由教導孩子設定目標並做出切合實際的計畫，你將會增進他依循指示、完成多工任務的能力，並且在家裡、學校、朋友當中成爲一個主動、獨立且具有彈性的問題解決者。此外，這麼做也會提升他的自信心：孩子因爲能夠達成目標而感覺很棒。你也會因此而感覺良好，因爲藉由幫助孩子學習如何持續朝目標前進，你既能省下處理他出小狀況的時間，同時也能夠朝向自己的目標邁進！

｜訣竅｜

好消息……你已經在每天的日常生活中，使用「目標設定、計畫、執行、檢查」的技巧！

44

我們不斷地建立新計畫並且修正。想像你正要去超市採買晚餐義大利麵的食材。

- **目標**：採買晚餐義大利麵的食材。
- **計畫**：列出清單、前往超市。利用採買清單、順著超市走道，找出需要的食材。
- **執行**：這裡可能是事情開始走樣的關鍵。你想做義大利麵，不過材料已經賣完。你會因為義大利麵已經賣完，就生氣崩潰嗎？不會，因為你有B計畫！
- **B計畫**：用通心粉取代義大利麵。
- **檢查**：你會因為超市沒賣義大利麵條就變臉嗎？不會，問題出在計畫——最初的計畫假設每個超市都有賣義大利麵（這算是合理的假設，只是在這個例子中是錯誤的假設）。所以你會保持彈性，設定B計畫，然後繼續前進。重點是，你不放棄地實現計畫，最後達成目標，讓你感覺良好。

這裡的關鍵詞、腳本或語句是什麼？

本章將教你四個步驟的例行慣例GPDC技巧，讓每個多部件的長期或短期任務，都能成功達成。這些問題解決的腳本提供一個拆解任務的方式，讓你把任務拆解成可達成的小部分。它同時也提供一個熟悉的慣例，來處理新的或不熟悉的問題與挑戰。

目標（Goal）

目標設定應該要具體且對孩子有意義。目標可以是長期或大目標，例如「我想要自己綁鞋帶」、「我想成爲電腦工程師」、「我想自己做鬆餅」、「我想要交朋友，下課時我們可以一起玩」或「我希望能得到好成績」。目標也可以是短期或小目標：「我想看新的皮克斯電影」、「我想邀朋友吃披薩、玩遊戲」、「我想要完成這份習題，這樣我就有額外的時間，可以玩電腦」、「我希望今晚有時間可以閱讀」或「我想要和一個特別的朋友吃午餐」。如果孩子選擇一個很大或長期的目標，那麼把它拆解成許多小步驟，可能會有幫助。你可以採用以下關鍵句：

45

- 「這看起來應該可以設定為目標。」
- 「我需要設定一個目標。」
- 「讓我們設定一個目標！」
- 「你有目標嗎？」
- 「你現在的目標是什麼？」
- 「你正朝著目標努力嗎？」
- 「我的目標是……」
- 「你把目標設定得很好！」
- 「那眞是一個超級棒的目標！」

計畫（Plan）

沒有人可以不做計畫就達成目標，而計畫可以是明確或隱含的形式。當孩子學習如何設定計畫時，他們需要清楚、明確且具體的示範與引導。你可採用以下關鍵語句：

- 「我們來擬定計畫！」
- 「我需要一個計畫。」
- 「讓我們擬定B計畫／C計畫。」

- 「你正在擬定計畫嗎？」
- 「這是一個大計畫，讓我們把它拆解成每天可達成的小計畫。」
- 「我注意到（指出一個持續存在的問題）。你有注意到嗎？讓我們來擬定一個計畫！」
- 「你的B計畫是什麼？」
- 「你試著擬定計畫，做得太棒了！」

執行（Do）

一旦你確定了目標和實現目標的具體計畫，那麼就是開始執行的時候了。明確的執行步驟是很關鍵的。大人們常常在幫助孩子擬定計畫之後，就以爲最困難的工作已經完成，孩子應該能夠靠自己來執行計畫。但這通常是行不通的，因爲對自閉症類群的孩子來說，最困難的往往就是「執行」的部分。還記得強尼執行他的早晨例行常規有多困難嗎（表1.1）？孩子也許能告訴你他想要什麼，以及需要做什麼來達成目標，不過當橡皮輪胎實際要上路時，他很可能被發現懶洋洋地癱在沙發上。同樣的狀況也可能在學校發生。基本上，強尼確實喜歡以英雄作爲研究主題的這個想法，不過他甚至連需要擬定計畫才能完成專題都不知道，更不必說如何有效執行一個計畫了。這裡建議把計畫的執行連結到你已經建立的獎勵系統。你可採用以下關鍵語句：

- 「這看起來是一個很棒的計畫！讓我們想想看什麼時候來執行它。」
- 「看起來我們將在星期二執行○○計畫，這是嘗試執行計畫的好時機。」
- 「你做了一個很棒的計畫來完成專題。現在讓我們來執行你的計畫。第一步該做什麼？」
- 「現在看起來是實現目標的好時機。讓我們來看看你的計畫，並且執行它。」
- 「好，我已經擬定了計畫，現在我要來執行它。」
- 「你在試著執行計畫時，做得很棒！你現在正朝著目標邁進，就像（孩子所崇拜的英雄）一樣。」

檢查（Check）

當你在烹飪的時候，通常會先設定目標來做一道料理，再利用烹飪書裡的食譜擬定計畫，並且執行計畫（視需要擬定一個替代方案，也就是所謂的B計畫）。然而，如果我們沒有回頭閱讀食材清單、檢查步驟是否全部都正確完成，多數人不會認爲已經完成所有工作。當你和孩子一起檢查他的計畫如何進行時，你可以幫助他調整下一次的計畫。你可以採用以下關鍵語句：

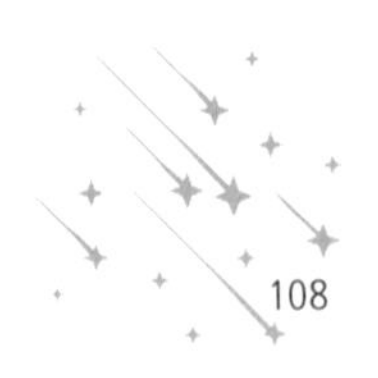

- 「做得如何？」
- 「好，現在我要檢查我有沒有依循計畫執行。」

47

- 「評分標準是1到3分，如果1分代表「行不通」、2分代表「有一點用」、3分代表「運作順利」，你覺得這個計畫應該打幾分？」
- 「是否部分計畫看起來運作順利？是否有些部分不太順利？」
- 「看起來部分的計畫運作順利，但有些部分並非如此。你想要改變什麼？」
- 「你在嘗試計畫時，做得非常棒，你覺得有效嗎？」
- 「你檢查計畫，做得很棒！」

從做中教：如何示範目標設定、計畫、執行、檢查

在生活中找出可以使用「GPDC技巧」詞彙的時刻。不必每次都使用全部的關鍵詞，只需要幫助孩子看到這些觀念，因爲這眞的能夠幫助你解決問題並且完成事情。這裡有幾個你可以參考的基本範例。請同時參考本章最後的「**採取行動—可能的任務：整理房間**」（見 P.123）。

- **在超市**：「我的目標是今晚爲奶奶做一頓很棒的晚

餐；我的計畫是做她最喜歡的洋梨塔，不過這些洋梨還沒熟。我需要B計畫，不過我卡住了。你可以幫我想想另一道奶奶喜歡的甜點嗎？」

- **課程或治療中設備出狀況**：「我的目標是教你有關○○的知識、接下來我計畫在電腦／投影片／電子白板上展示一些清楚的例子給你看，不過現在它行不通，因此我需要B計畫。」
- **準備出發旅行**：「我的目標是關掉房子裡所有的燈，所以我計畫從廚房開始，一間一間關掉每個房間的燈。你可以幫我檢查我的計畫是否行得通，然後檢查每個房間的燈關了嗎？」
- **檢查學生的功課是否依循指示**：「我們的目標是每個人都要學著寫一篇具有說服力的文章，包括有清楚的主題句、三個支持主題的事實以及一句結論，我們的計畫是每個人都要依循白板上的標題來寫出一個段落，來支持（或反對）每天上體育課的論點；完成計畫的人請舉手。很棒，每個人都完成計畫了，現在我們來檢查一下。段落中有主題句的人，請舉手。」（接著問確認計畫的其他部分）「這個計畫對你有用嗎？」
- **日常家務**：「我的目標是完成今天所有的日常家務，這樣明天我就可以放鬆休息。我現在計畫去超

48

市採買、再去一趟郵局，接著去領藥，然後及時回家，還要在晚餐前跑步。現在已經下午五點了，我只完成計畫的前兩項。你可以幫我想想B計畫嗎？」

- **考卷歸還給學生**：「我的目標是在今天之前改完所有考卷，這樣早上就可以把考卷歸還給你們。因此我原本計畫在昨天晚餐後完成評分，不過因爲家裡臨時有客人而耽誤。現在我的B計畫是在今天晚上改完考卷，並且在明天歸還大家。讓我們看看今晚完成計畫是否比昨晚更好！」
- **繳費**：「我目標在每個月月底之前繳清所有帳單，因此我計畫在每週日坐下來繳清當週的所有帳單，不過我老是忘記。我想我需要B計畫，還要有我看得到的視覺提示。或許我需要在日曆上做個標記。」
- **減重**：「我的目標是在耶誕節前減輕4.5公斤，我計畫是不吃甜食，每週減0.5公斤。不過，我並沒有執行計畫。」
- **下課玩耍**：「你的目標是和朋友一起玩捉迷藏。我們來計畫一下，如果你被抓，而你擔心有人故意打你，你該怎麼做？」
- **配偶想和老朋友出去**：「如果你的目標是在週六晚上見到你所有的朋友，那你需要計畫先預約或提早抵達，因爲你知道那裡有多擁擠。」

- **孩子抗拒寫功課**：「你的目標是數學拿A對嗎？達成目標的計畫之一，不就是完成功課嗎？我們檢查一下你的線上成績，看看你的計畫進行得如何，因爲你已經寫了功課。」
- **孩子因為被要求整理房間而悶悶不樂**：「如果你的目標是和朋友出去玩，那我們就來擬定一個快速整理房間的計畫。我們來設定計時器，把它當成一個比賽，好嗎？」
- **從藝術課到數學課，孩子轉換有困難**：「你的目標是完成這幅畫，並且少上一點數學課。我知道數學對你來說，是一個很難的科目。讓我們擬定一個計畫，讓你既可以完成圖畫，也可以學到你需要學會的數學。如果我們快速又正確地完成數學計算，你就可以利用多餘的時間來畫畫！」

以下的例子比較複雜，因此需要一些對話說明。有些家長、治療師和老師發現使用GPDC技巧很容易解決問題或建立習慣來完成多步驟的任務，如同以下範例。有些人則比較喜歡在對話中自然使用GPDC技巧的關鍵詞。這兩種做法都可以。附錄A有常見問題的GPDC範例。

- **在家庭電影夜挑選一部電影**：「我們的目標是爲全

家人挑選一部電影。讓我們來計畫一下如何挑選電影。我們如何知道每個人喜歡的電影類型呢？……問問大家，會是一個很棒的做法。如果我們還是沒有找出大家都想看的電影，我們要如何決定呢？……沒錯，我們可以投票。如果大家想看的電影都不一樣，而且票數相同，那我們的B計畫是什麼？……這眞是一個超級棒的計畫，讓我們來試試看是否行得通。

- **在課堂上教導新技巧（例如：長除法）**：「今天數學課的目標是學習如何做長除法（在黑板上寫下目標：學習長除法）。針對這個目標，我們的計畫有五個步驟（寫在黑板上：計畫：①介紹什麼是長除法；②在黑板上寫出三個長除法的例子；③列出解長除法需要的步驟；④自己做三個習題；⑤全班一起複習這三個習題。）好的，讓我們開始我們的計畫。」完成計畫之後，「讓我們檢查一下是否達成目標。如果你覺得你已經學會長除法了，請舉手。」
- **在遊戲日之前**：「今天是遊戲日，你的大目標是什麼？你的朋友會想再找你玩嗎？讓我們來擬定計畫。第一步，計畫你們可以一起玩的活動。我們最好能有三個選擇。首先，選一個你們可能會想一起玩的活動……好，在外面玩是一個選項。我們還需要兩個選擇……好的，玩樂高是另一個選項。第三個選項呢？想想看你的朋友喜歡玩什麼？……她喜歡拼圖；太好了！拼圖是我們第三個選項。我們可以保持彈性，把拼圖列在清單上，這樣你的朋友會玩得很開心，並且想再來玩。我們也需要計畫由誰來選擇第一個活動，而遊戲日的規則是讓客人先做選擇。」在遊戲日結束時，「讓我們來檢查一下是否有達成目標。我很驕傲你選擇和朋友一起玩拼圖，因為那是她喜歡玩的遊戲。看起來你們都玩得很愉快。我打賭她一定會想再來我們家玩。」

- **分享計畫**：「我看到你和山米玩樂高時沒辦法互相分享，不過我看到旁邊還有很多塊積木，可以讓你們一起玩。我想幫你們擬定一個分享計畫，這樣兩個人都可以得到部分想要的東西。現在的目標是讓你們可以分享樂高積木，讓兩個人都可以做出很酷的作品。你可以想出一個讓你們都可以公平使用樂高積木的方法嗎？……你們可以互相輪流。——這是一個很棒的點子。你覺得應該每次選擇四塊或五塊樂高積木嗎？如果山米選了你想要的樂高積木，我們就擬定B計畫。我們來試試這個計畫吧！」後續「讓我們來看看，計畫執行得如何？」

｜**訣竅**｜
有限的選擇

51

提出有限的選擇，既能讓孩子享有更多的掌控感，同時也把活動維持在有幫助的界線內。在分享樂高的例子中，孩子可能會想一次挑走二十塊樂高積木，這麼一來，輪流玩的精神幾乎被破壞殆盡。相反地，我們建議提供孩子兩個選擇，一人挑四塊或五塊樂高積木。在這個活動中，這兩種選擇都是可接受的，留給孩子選擇將給孩子更多的掌控感。

- **計畫玩遊戲（可能會輸的情境）**：「朋友來我們家（或下課時），你想和朋友玩Uno嗎？玩遊戲的目的是什麼？……贏這場遊戲嗎？請告訴我，你能夠一個人玩Uno嗎？ ……如果你需要別人跟你一起玩，那你就需要讓其他人想繼續跟你玩，對嗎？那我們把玩Uno的目標設定爲大家玩得開心，而且讓朋友想再跟你玩，你覺得如何？你可能會贏，不過你需要和對方分享獲勝的喜悅。讓我們來設定一個贏的計畫和一個輸的計畫。A計畫：假設你贏了，你需要做什麼？……對，盡量試著不要讓對方覺得很糟。你也許可以說「我贏了，但下次可能換你贏。」如果你輸了，B計畫是對自己說，「我輸了，不過我玩得很開心，而且下次也許我會贏。」當遊戲結束的時候，「讓我們檢查一下計畫執行得如何。你有達到享受樂趣，同時朋友想再跟你玩Uno的目標嗎？」

- **早晨例行常規**：「我注意到我們的早晨時間常常不太愉快。你希望早晨過得如何？……你可以設定目標，讓你每天可以在校車來之前自己準備好，不需要我的幫忙，你覺得如何？如果你自己可以快速準備好，就有時間可以在校車來之前看一點書。讓我們擬定一個計畫：①起床——讓你快速起床，最好的計畫是什麼？（討論選項，例如：鬧鐘、音樂、拉開窗簾等）、②穿好衣服（如果這個步驟很花時間，那不妨從討論在前一晚把要穿的衣服準備好開始）、③吃早餐、④刷牙、⑤把背包和外套放在前門（背包也可以在前一晚準備好）。」然後，「讓我們檢查A計畫是否行得通……我注意到一件事，我似乎需要一直提醒你應該要完成的事。我們用寫下來的清單代替B計畫好嗎？（參見**附錄A「早晨例行常規GPDC技巧範例」**〔見本書P.242〕。）

52

- **在課堂之間轉換**：「我注意到你很難從一堂課切換

到下一堂課。你似乎拚命想完成前一堂課的習題，這讓你下一堂課遲到了。——然後你又得設法趕上進度。讓我們來計畫一個更平順的轉換。——這應該是很好的目標，讓你不會感到抓狂。如果我們可以設定下課前五分鐘的提醒，你就能找到一個時間點可以停下來準備。你可以利用這五分鐘整理，讓你在老師告訴大家「時間到」時，已經準備好可以下課。——你將是最快準備好的學生之一！如果你還沒完成前一堂課的習題，我們可以擬一個計畫，趁著中午你跟我吃午餐的時間來完成，如果你覺得可行的話。」當你嘗試轉換計畫後，和學生進行確認並詢問，「你喜歡這個計畫嗎？我們需要做任何調整，讓計畫進行更順利嗎？」

- **繳交家庭作業**：「我知道你長大以後想成為電玩遊戲工程師。為了成為遊戲工程師，你必須在學校取得好成績。為了能在學校取得好成績，你必須按時繳交家庭作業。準時繳交所有作業的目標，聽起來如何？……好，那我們來擬定計畫：①把所有需要的東西從學校帶回家、②在家完成家庭作業、③把所完成的家庭作業帶到學校、④把家庭作業交給老師。這個計畫都完整了嗎？我們來執行看看。」到學校後，老師可以提醒學生檢查他的清單，並告訴他作業繳交到何處。回家後，「讓我們檢查看看家庭作業計畫進行得如何。」這是一個困難的問題，需要擬定許多計畫才能解決；解決問題的做法，請**參見「訣竅：獨立上課與家庭作業策略」**（下方），瞭解解決問題的想法，並提供給孩子寫好的清單或要遵守的例行常規。同時參考**附錄A另一個家庭作業GPDC技巧範例**（見P.240）。

53

｜訣竅｜
獨立上課與家庭作業策略

為了要微調獨立上課與家庭作業的例行常規，有許多可行的B計畫、C計畫與D計畫可以採用。建議積極使用檢查程序，並確認哪些計畫可行、哪些不可行。以下是一些常見問題可能的解決方案：

- 如果孩子沒有視覺提醒就無法持續工作，但視覺提醒又不可能永遠都在時，那麼請在計畫中使用計時器，讓孩子知道計時器一響起，就可以休息一下。
- 如果孩子無法按照你給的指示或步驟完成工作，試著在白板寫下計畫或步驟，讓他可以參考。

- 如果孩子在休息之後很難回到作業上，或孩子需要多次短暫的休息，你可以擬定一個計畫，把寫作業與休息的具體時間整合在同一個時間表上。
- 如果孩子會被太多噪音打擾，擬定計畫安排一個讓他可以工作的新地點。或者你也可以擬定使用耳機或耳塞的計畫。
- 如果孩子總是低估完成作業所需的時間，請把預測完成時間納入計畫當中，並在最後檢查時，確認預測是否準確。
- 如果孩子即使有清單，仍然無法帶回正確的課本或繳交家庭作業，那麼B計畫可能是建立每天相同的家庭與學校常規，確保家庭作業得到溝通、完成並發還。擬定涵蓋家庭與學校的計畫，是一個非常強大有力的工具，也是一個跨情境合作的絕佳機會。這時，可考慮製作一個多層次清單或其他溝通工具。

- **在課堂上完成獨立作業**：「我知道你長大以後想成爲一位古生物學家。爲了成爲古生物學家，你必須在學校取得好成績。爲了能在學校取得好成績，你必須要按時完成作業。按時完成作業的目標，聽起來如何？……好，那我們來擬定計畫：仔細聽清楚並閱讀說明；②停下來想一想，你覺得有道理嗎？你有完成任務所需的所有東西嗎？如果沒有，請尋求協助；③當你完成任務後，檢查並確認你並沒有跳過任何內容，而且已經寫上自己的名字；④把作業交給老師。這個計畫都涵蓋了嗎？讓我們來試試看。」然後，「讓我們檢查一下作業計畫進行得如何。」這是一個困難的問題，需要大量的計畫才能解決。解決問題的做法，請**參閱「訣竅：獨立上課與家庭作業策略」**（見P.117），獲得一些解決問題的想法，別忘了提供孩子寫好的清單或要依循的例行常規。

54

- **做菜**：「我們的目標是做出一道肉丸義大利麵。我們需要的東西都準備好了嗎？我們來擬定一個計畫，檢查食譜中的材料清單，寫下我們需要在商店購買的東西；然後我們可以在計畫的其他部分，使用這個食譜……太好了，我們列出一張清單，檢查一下，去商店，買到所有我們需要的東西。現在讓我們仔細閱讀食譜，用它來計畫後面需要依循的步驟。」然後，「現在讓我們檢查一下。計畫執行得如何？你在商店裡檢查了清單，也依循食譜執行，做得很好。看看廚房四周，我們是否漏掉了清潔的步驟？……下次你會如何改變計畫呢？」

- **保持房間整齊**：「我注意到有時你的房間會變得很亂，讓你很難找到你想要的東西。你有注意到嗎？……我們應該擬定一個計畫，讓你學會快速整理房間，這樣才能盡快去做有趣的事，並且在需要時可以找得到東西，你覺得如何呢？……好，這裡有一個計畫可以幫助你用四個步驟達成目標：①從你每天的時間找出一個空檔……你希望在點心時間之後？聽起來很不錯；②把所有衣物歸位，需要換洗的髒衣服丟入洗衣籃，乾淨的衣服放入衣櫃；③把所有玩具放入收納箱；④把所有的書本放入床頭櫃或書架上。你覺得如何？……你估計多快可以完成計畫？十分鐘？讓我們設定計時器看看。好，時間到了，讓我們檢查一下，你的衣服都歸位了嗎？『是的！』玩具都歸位了嗎？『是的！』你的書本呢？『是的！』而且你在計時器響起之前，就完成這一切！做得太棒了！我們把你的計畫寫下來，貼在你的房間，這樣，你每天整理的時候，就能夠看著它。參閱本章最後的**採取行動—可能的任務：整理房間**。」

55

如何讓它變得好玩

GPDC技巧是一個複雜的腳本，需要花心力來學習。如果你試著同時教導腳本和困難的技巧，你和孩子都有可能感到挫折甚至不知所措。請記得，在你談論到決定或行動時，使用目標、計畫、執行、檢查這幾個字就足夠了。如果你不想執行，就不需要精心設計例行常規。同時，允許自己放鬆、愚蠢一點。在GPDC技巧中，善用孩子的特殊興趣或崇拜的偶像。舉例來說，他可能會希望自己的房間像偶像的房子、實驗室或辦公室一樣整齊。在GPDC技巧中善用幽默：「我的目標是擁有一個乾淨的房間，這樣我才不會在我所有的東西裡迷路。」或「看看我的房間，你可以找到各種垃圾、魚類、小動物和其他不速之客。」在孩子完成GPDC技巧的工作之後，讓他有機會做他喜愛的活動，尤其如果這個活動能讓每個人開懷大笑或享受樂趣就更好了。

視覺關鍵提示與科技輔助技術支持

本章最重要的視覺提示就是「達成目標不卡住！」關鍵詞與腳本（見圖3.1）。我們建議你將它張貼在布告欄、冰箱、午餐室、電腦、浴室鏡子或其他顯眼的地方，這樣就能隨時看到它。家裡、學校、孩子會參加的治療場所，也應該貼上影本。當你創造GPDC技巧中的內容時，你可以將它寫下來。如果書寫對孩子來說很困難，那麼讓孩子口述，由你把它寫下來。保留一份GPDC腳本在孩子可以看到的並在進行任務時可以參考的地方（例如：房間張貼一份「整理房間的GPDC」影本，廚房張貼有「準備餐點的GPDC」影本）。圖4.1與P.124的圖4.2、P.125之圖4.3提供一些不同的視覺提示範例。許多孩子喜歡「可能的任務」表格（圖4.3）（見P.125）。你可以加上孩子特殊興趣的圖片，幫助他感覺和GPDC技巧的連結更加緊密。

56

‧圖4.1‧

目標、計畫、執行、檢查工作表範例（資料來源：Cannon, 2011.）

目標Goal	我們想做什麼？
計畫Plan	我們怎麼做？
執行Do	我們何時應該計畫？
檢查Check	計畫執行得如何？

採取行動

可能的任務：整理房間

找到你覺得有助於寫出GPDC的素材。從本章選擇一個「從做中教：示範如何目標設定、計畫、執行、檢查」的範例，或者自創一個例子。使用圖4.1、圖4.2、圖4.3其中一個視覺提示格式，或自創自己的格式。你可以從使用圖4.4範例（見P.126）以及圖4.5（見P.127）的樣本清單開始著手。

57 **• 圖4.2 •**

基本目標、計畫、執行、檢查工作表（資料來源：Cannon, 2011.）

基本目標、計畫、執行、檢查工作表
目標：
計畫：
執行：
檢查：

In *Solving Executive Function Challenges: Simple Ways to Get Kids with Autism Unstuck and on Target,* by Lauren Kenworthy, Laura Gutermuth Anthony, Katie C. Alexander, Monica Adler Werner, Lynn Cannon, & Lisa Greenman. Copyright © 2014 by Paul H. Brookes Publishing Co., Inc. All rights reserved.

·圖4.3·　58

可能的任務：目標、計畫、執行、檢查工作表

不可能的任務
目標、計畫、執行、檢查

目標：你想做什麼？______________________________
____
____

A計畫：你想怎麼做？______________________________
____
____

B計畫：如果A計畫行不通，你想怎麼做？______________
____
____

執行：你希望何時執行計畫？________________________
____
____

檢查：你的計畫行得通嗎？是／否
最有效的是哪個部分？______________________________
____
____

From Cannon, L., Kenworthy, L., Alexander, K.C., Werner, M.A., & Anthony, L.G. (2011). *Unstuck and on target!: An executive function curriculum to improve flexibility for children with autism spectrum disorders, research edition* (pp. 140, 143). Baltimore, MD: Paul H. Brookes Publishing Co.; adapted by permission. Copyright © 2011 by Paul H. Brookes Publishing Co., Inc. All rights reserved.

In Solving Executive Function Challenges: Simple Ways to Get Kids with Autism Unstuck and on Target, by Lauren Kenworthy, Laura Gutermuth Anthony, Katie C. Alexander, Monica Adler Werner, Lynn Cannon, & Lisa Greenman. (2014, Paul H. Brookes Publishing Co., Inc.)

59 ・圖4.4・

可能的任務：整理房間目標、計畫、執行、檢查範本

可能的任務 目標、計畫、執行、檢查
目標：你想做什麼？ 整理房間
A計畫：你想怎麼做？ 把衣服收拾好 ・乾淨的衣服收進衣櫃 ・髒衣服放進洗衣籃 玩具放進收納箱 書本放上書架 當我整理好房間，我可以和媽媽玩一個遊戲
執行：你希望何時執行計畫？ 我會把計畫做成一張清單，每天下午吃完點心之後，就開始執行計畫，一邊執行一邊檢查我的清單。每次我完成計畫時，就可以和媽媽玩一個遊戲。
檢查：你的計畫行得通嗎？（是）／否 我需要在清單上加上任何步驟嗎？

(From Cannon, L., Kenworthy, L., Alexander, K.C., Werner, M.A., & Anthony, L.G. [2011]. *Unstuck and on target!: An executive function curriculum to improve flexibility for children with autism spectrum dis- orders, research edition* [pp. 140, 143]. Baltimore, MD: Paul H. Brookes Publishing Co.; adapted by permission.)

•圖4.5• 60

可能的任務：整理房間清單

可能的任務 整理房間清單	
整理房間步驟	檢查
1. 撿起衣物	
2.	
3.	
4.	
5.	
6.	
7.	
8.	
9. 領取我的獎勵	

Solving Executive Function Challenges: Simple Ways to Get Kids with Autism Unstuck and on Target, by Lauren Kenworthy, Laura Gutermuth Anthony, Katie C. Alexander, Monica Adler Werner, Lynn Cannon, & Lisa Greenman. Copyright © 2014 by Paul H. Brookes Publishing Co., Inc. All rights reserved.

SOURCE
資料來源

1. Polatajko, H., & Mandich, A. (2004). *Enabling occupation in children: The cognitive orientation to daily occupational performance (CO-OP) approach*. Ottawa, Canada: CAOT Publications.

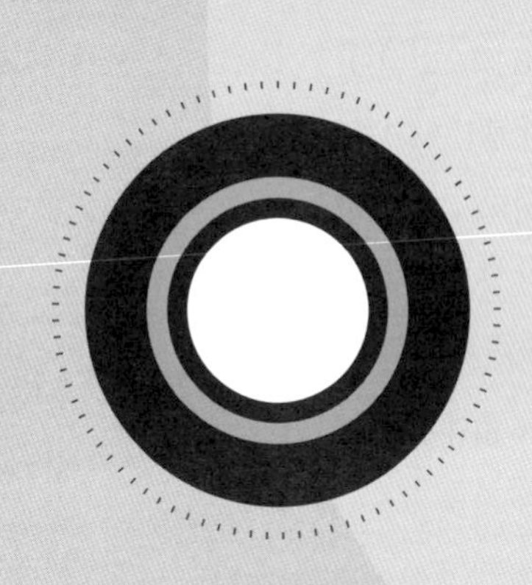

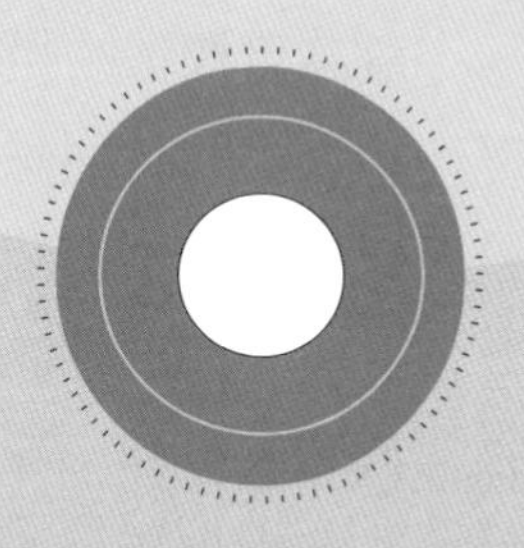

第5章 最高目標

61 在本章中，你將會學習教導如何設定優先順序，找出讓人分心的事物，並且監測進度。要在「朝向目標努力」與「一時興起而分心」（whim）兩者之間取得平衡，是一項非常艱鉅的任務，因爲在抉擇的當下，人們都喜歡好玩有趣的事物。本章的技巧將幫助自閉症類群者有意識地做出選擇、決定何時要專心朝向目標努力，而何時可以享受樂趣就好。

什麼是最高目標？為什麼它很重要？

最高目標指的是你想做或需要做的事情，這件事的重要性勝過你同時間想做的任何事情。自閉症類群的孩子通常很難確定在某個情境下什麼是最重要的事。他們較容易忽視全貌，被小細節分散注意心。正因如此，幫助孩子選擇一個整體目標——也就是一個需要長時間努力能達成的目標，就顯得格外重要。他們需要明確的指示與支持，區分最高目標與立即的、可能干擾最高目標的小目標。每一天，在每一個情境當中，我們都有意識或無意識地朝向一個或許多個最高目標而努力，同時也面臨著小目標、一些想要或渴望的將使我們偏離最高目標的「一時興起」。

| 訣竅 |

區分最高目標與一時興起

- **最高目標**：你設定最高目標後，每天朝著這個目標努力（例如：成為一個好爸媽、好老師或好治療師，或準時完成一些任務）。這些目標本質上是一個整體目標，其中可能包括多個步驟，並且通常需要很長的時間才能達成（亦即：需要數年的努力才能達成，例如：維持健康、成為一個好學生、得到平均3.5分的成績或維持友誼。）
- **一時分心**：你總是不停地面對各種會令你分心的事物，這些事物可能會、也可能不會牴觸你的最高目標（例如：當你的最高目標是準時上班，那麼，關掉鬧鐘、躺回去睡覺，就是所謂的「一時興起」）。當你面對突然萌生的念頭，你必須做出決定：對我來說，這件事是否重要到足以打亂我達成最高目標的進度？我可以控制自己的一時分心，不要讓它打亂我的最高目標嗎？

62

一時興起的定義是可能干擾我們達成最高目標的分心事物。我們常常必須在最高目標與一時興起之間做出選擇。舉例來說，假設你的最高目標是減重。一位同事正在慶祝生日而送你一塊蛋糕。你的一時興起（或立即目標）就是享受一塊蛋糕並和朋友一起慶祝，但這可能會牴觸你減重的最高目標。

爲了和孩子說明這個概念，你可以請他畫出一個箭頭，穿越空間、射向一個大靶。一時分心是指會讓箭頭偏離目標的任何事物。如果「一時興起」不是一個孩子可以掌握的字，請隨意客製化出對你和孩子更有意義的語言。例如：用「偏離目標」來取代一時興起、或突發奇想，並同時介紹「朝向目標」（on target）與「偏離目標」（off target）這兩個概念。當孩子朝向目標，飛鏢就直接射向靶心；當他受事務干擾或心血來潮而偏離目標，飛鏢可能射向邊緣或標靶以外。如果孩子對體育特別有共鳴，你也可以用「盯著球」的指示來取代「最高目標」的形容，而一時分心就是在打球時，所有可能發生的干擾事物（例如：粉絲、噪音、其他球員的移動、冰淇淋甜筒）。

因爲自閉症孩子比較難看到全貌並整合資訊，因此很容易因突發奇想而分散注意力，讓他們偏離目標。有時候，他們也無法了解最高目標是什麼。有關最高目標的概念，他們需要具體明確的說明，也需要有人在一開始就協助他確認在某個特定情境下
63
的最高目標。然後，也需要教導他們如何設定最高目標、認清某些目標比其他目標更重要，以及辨識讓他們偏離最

高目標的小目標，並且決定如何修改或放棄這些突發奇想，進而確保這些小目標不會干擾他們的最高目標。

最高目標的概念如同一種工具，這個工具能幫助孩子確定特定情境下最重要的目標。一旦孩子明白這個概念，他就比較不會「迷失在雜草中」，而偏離重要的活動。一時興起的概念也是一個工具，可以幫助孩子辨識出他想要或渴望得到的東西，並沒有最高目標來得重要（即使令他一時分心的事物好像是當下更想要的），甚至還可能威脅到成功達成最高目標的機會。和最高目標與一時興起有關的語言，能提醒孩子最高目標最終是比一時興起更重要，因此，這些語言能讓他們更願意修改或放棄一時興起，持續朝向最高目標而努力。這兩種概念也提供一個捷徑，幫助孩子爲達成重要目標而指揮所有的自我控制能力，例如：爲了結交朋友、寫一篇文章或參與課間休息，而延遲或捨棄一時興起或渴望。相反地，這會讓你的生活變得更輕鬆，因爲孩子在沒有你幫助的情況下，會更能抓緊他的目標往前邁進。

關鍵詞、腳本或語句是什麼？

在本章中，你將繼續使用第四章已經建立的語言爲基礎：目標、計畫、執行、檢查。你將學習如何幫助孩子區分比較大的、比較重要的最高目標，以及比較小、不太重要的一時興起，後者這些事物有時會讓你分散對最高目標的注意力，甚至讓你偏離目標。你也會學到如何幫助孩子在兩個目標或渴望當中，選擇比較重要的最高目標，從而幫助孩子「保持專注力」。你可以採用以下新的關鍵句：

- 「我們朝向目標前進嗎？」
- 「你的目標是什麼？」
- 「目標是指你想要或需要做的事。」
- 「你的最高目標是什麼？」
- 「這是一個最高目標還是一時興起？」
- 「我注意到你眞的很想和○○○做朋友。我想你的最高目標是成爲他的好朋友。」
- 「你現在正朝向最高目標前進嗎？」
- 「我知道這很好玩，不過你覺得這會讓我們偏離最高目標嗎？」
- 「我知道你眞的很想成爲電玩遊戲設計師。如果這是你的最高目標，爲了達到這個目標你需要做什麼？」
- 「我的天啊，我剛剛完全偏離了目標！」
- 「讓我們持續朝向目標，直到我們達成目標；然後我們可以休息一下，再做○○。」
- 「這是你的最高目標，還是一時興起？」

- 「做得好，你選擇了你的最高目標○○。」
- 「持續朝向目標前進，這樣就對了！」
- 「你找到一個方法，可以在不同時間去完成這個突發奇想，這麼一來，它就不會妨礙你實現最高目標了。」
- 「你剛才忽略了一個令人難以抗拒的誘惑！你持續朝向目標努力，做得太棒了！」
- 「你試著忽略你很想做的事，這樣你就可以集中精神不分心，做得眞好！」
- 「我注意到你眞的很想要○○，不過你選擇了堅持目標努力，這個決定將幫助你更快得到更重要的東西！」

最高目標與一時興起腳本的替代用語

最高目標

- 朝向目標
- 瞄準目標
- 大目標
- 主要目標
- 中心目標
- 大局或全貌
- 步入正軌

- 緊盯著獎賞
- 緊盯著球

一時興起／一時分心
- 想要或渴望的東西
- 小目標
- 偏離目標
- 偏離軌道／脫軌
- 分心／干擾物

從做中教：示範如何持續朝向目標

當一時分心阻擋在你前往最高目標的道路上，你通常可以指出它，也可以幫助孩子**忽略**、**延後或修改**它，直到最高目標已經達到（例如：「我真的很想要玩新的電玩遊戲，不過我還有功課沒做完，而我的最高目標是希望獲得好成績。」**忽略**：跳過玩電玩遊戲；**延後**：完成功課以後再玩；**修改**：現在先玩10分鐘，寫完功課再玩半小時）。以下是這些腳本的範例：

- **在你滿足一時興起之前，先做完家事**：「我的最高目標是整理房間，而我一時興起想看我最喜歡的電視節目。我想確保我能完成最高目標，因此我會早點開始整理房間，這樣我就能在我想看的電視節目播放前完成工作。」

- **當課堂討論偏離主題而中斷**：「讓我們保持最高目標前進，先把○○討論完。」或「我不想要偏離最高目標。讓我們聚焦在○○上。」
- **當你正在做晚餐時，因為一時分心而偏離方向**：「哎呀！我的目標是做晚餐，不過我現在竟然在看電子郵件。我想這是一時分心，我應該在做完晚餐後再查看。你覺得呢？」
- **當社交或偏好的活動妨礙了課堂作業**：「我記得你提過你希望這學期每一科都拿到A。而成績的計算包括準時繳交作業。現在看漫畫書是一時興起嗎？還是可以幫助你達成最高目標？你能想到其他更適合的時間來看漫畫、不干擾你達成最高目標嗎？」

66

- **在採買的時候分心了**：「等一下：我們來超市是爲了什麼？我們的最高目標是什麼？」……「所以現在吃冰淇淋甜筒是一時興起，對嗎？我們能夠一邊吃甜筒，一邊回到目標嗎？」
- **孩子看不到最高目標**：「這是你的最高目標或是一時興起？我知道你眞的很想要OO：那是一時興起。讓我們來擬定計畫，讓你還是可以做你想做的事情，但不會干擾你達成最高目標。」

- **在遊戲或休息之前**：「你在遊戲（或下課時間）的最高目標是什麼？」如果沒有答案，也沒有令他一時分心的事物：「你覺得讓埃利亞斯玩得盡興這件事設定為最高目標，讓他下次還想跟你一起玩，如何？或是讓他成為你的朋友？」……「哪些突發奇想會阻止你達成最高目標呢？」如果沒有答案，或者孩子提出不適當的突發奇想，你可以說：「每一個遊戲都從你先開始，你覺得如何？想要決定你玩的每一個遊戲，你覺得如何？ 怎麼做，才不會讓你的突發奇想偏離最高目標？」這時也幫助孩子想想可以如何妥協。
- **和孩子一起看電視或閱讀時**：當劇情逐漸明朗時，開始指出主角何時朝向最高目標而努力。指出一時興起何時出現以及主角如何做出回應。主角是否有足夠的決心，持續朝著最高目標而努力，或者他因為一時衝動而投降了？

  範例：海綿寶寶的最高目標是準時抵達蟹堡王。這時他最好的朋友派大星來到他的鳳梨屋，想找他出去玩。「海綿寶寶的最高目標是什麼？一時興起是什麼？」

  範例：「傑克的最高目標是當一個好學生，完成他

的家庭作業。他必須等到完成家庭作業之後，才能 67
隨心所欲做他喜歡的事。他想要出去和朋友玩、看電視，不過這些分心事物都是一時興起。這些都是傑克想做的小事情；這些會干擾他達成最高目標。」

- **明確指出一天當中經常分心的關鍵時刻，以及其中的最高目標與一時興起**：舉例來說，在孩子上床睡覺前，父母可以說：「你覺得早晨上學前的最高目標是什麼？」（或者，如果孩子回答這個問題有困難，你可以說：「早晨上學前，我的最高目標是讓你準時上學、讓我準時上班。」）把目標寫在便利貼上。然後說：「哪些突然的誘惑會阻止我們達成最高目標？」你可以說出你的一時衝動：「我想我需要對抗的是想把鬧鐘按掉、想看一下報紙、想花個15分鐘喝咖啡，而不是10分鐘匆匆解決。我想我會試著專注在目標上，只按掉一次鬧鐘就起床。」接著問你的孩子「有哪些一時興起會阻止你完成最高目標？怎麼專注在最高目標上呢？……讓我們把它寫下來提醒自己。」
- **在學校裡，老師可能想幫助孩子在轉換課堂時維持最高目標**：你可以說：「你覺得轉換課堂時，你的最高目標是什麼？」或說「我轉換課堂的最高目標是準備好所有需要的東西，準時開始下一節課。」

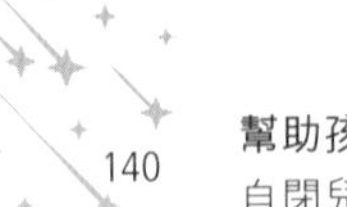

如前面的例子，利用便利貼寫下可能會妨礙你完成最高目標的事情。提出一些可能的分心事物：「我覺得我可能會一時興起想要跟朋友聊天，而偏離我的最高目標。我想我會藉著跟朋友說我們等一下再聊，讓自己持續朝最高目標前進。」然後問你的學生：「有哪些突然的誘惑會阻止你朝向目標前進？你要怎麼讓自己專注在最高目標？ 讓我們寫下來，幫助自己記憶。」

如何讓它變得好玩

- **連結最高目標與你的增強系統**：設定短期與長期目標並不容易。更具挑戰的是，在面對更多立即小誘惑的同時，能夠堅定地朝著最高目標持續努力。在現有的增強系統中加入最高目標，並爲孩子達成目標且避開（或延遲）一時衝動而提供獎勵。
- **盡可能強調目前進行順利的工作**：給出具體讚美與鼓勵。
- **連結到孩子崇拜的英雄**：用孩子崇拜的英雄做例子，說明如何朝著最高目標而努力，並且管理可能干擾他達成最高目標的突發奇想。例如：超人的最高目標是拯救人類免於危險。「如果超人爲了吃甜甜圈而決定停下來，會發生什麼事？」亞伯拉罕・林肯的目標是終止奴隸制度。「如果他去度假，而跳過簽署解放奴隸宣言呢？」當孩子面對一個困難的抉擇，無法決定要緊追目標、或者要投入一時興起的強大誘惑時，問問他：「（他的英雄）會怎麼做？」

- **在家玩和一時分心或最高目標有關的遊戲**：舉例來說，利用玩賽車遊戲，讓孩子瞭解在面對新情境時可以預期的事，以及你對他們的期待。玩遊戲也是一個可以強化一時分心和最高目標概念的有趣方式。在遊戲過程中，坐在前往活動的車上，決定你的最高目標。在途中，腦力激盪討論可能會遇到哪些潛在的衝動，並提出如何讓自己專注在最高目標的計畫。把你想到的幾個分心事物記錄下來。每次試著想出比以前更多的數量（意即：試著超越自己之前的紀錄）。不要怕耍蠢！
- **在學校玩和一時分心或最高目標有關的遊戲**：在教室裡，你可以在集會或大型教室活動之前，讓大家腦力激盪，想出潛在的最高目標與一時興起，這可以成為一個有趣的方式，讓整個班級為活動做好準備。
- **在其他遊戲中加入目標**：在玩桌遊的時候加上最

高目標，只要達成最高目標，或者能夠忽略或延遲突發奇想，就能獲得獎勵。例如：全班已經準備好玩環遊世界的桌遊。此時確定遊戲的最高目標（例如：要玩得開心、要有風度）。並且決定當玩家做了能幫助自己實現目標的事情時，那麼他就是贏家。例如，如果最高目標是保持風度，那麼當一個人稱讚其他玩家，或者在表現不好時，還能保持淡定，這個人他就可以得到硬幣或分數。

69

- **全有或全無是不必要的**：幫助孩子或學生找出替代時間或地點讓他仍能完成突發奇想的事，但不至於干擾到最高目標：「我知道你現在很想第一個玩，不過你的最高目標是成爲一個好朋友。如果你現在讓朋友先玩，那下次你就可以第一個玩。」

視覺關鍵提示與科技輔助技術支持

使用視覺提示來記錄最高目標、可能的突發奇想，以及爲了達成最高目標所創造的計畫。這些可以做爲最高目標的視覺提醒。有些最高目標可能每天都一樣（例如：準時到學校）。這類最高目標的視覺提示就可以張貼在顯眼的位置，以協助晨間例行常規的執行。例如：

最高目標

早晨：準時抵達學校

可能的突發奇想／分心事物

突然想要看卡通

計畫

把節目錄下來，方便之後再觀看

採取行動

持續朝向目標

從本章前面的內容選擇一項**從做中教：如何示範持續朝向目標**的範例，也可以使用你自己設計的例子。試試看。創造一個視覺提醒，幫助孩子持續朝向目標前進。如果圖5.1（下頁）的視覺範例對你和孩子有幫助，請使用它，當然你也可以創造自己的範例。

・圖5.1・

最高目標計畫表

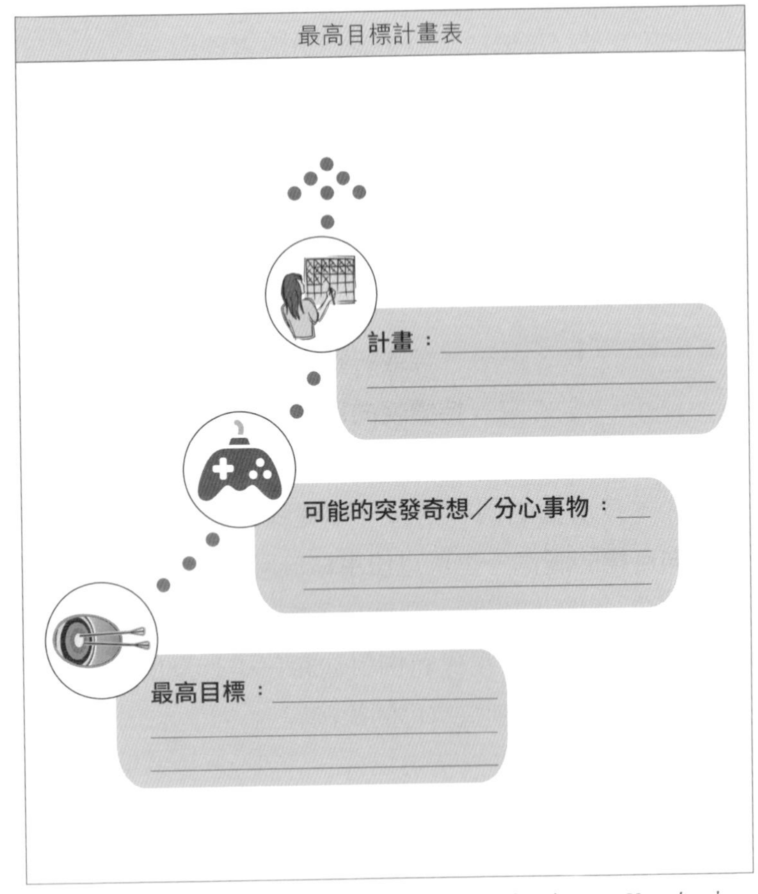

Solving Executive Function Challenges: Simple Ways to Get Kids with Autism Unstuck and on Target, by Lauren Kenworthy, Laura Gutermuth Anthony, Katie C. Alexander, Monica Adler Werner, Lynn Cannon, & Lisa Greenman. Copyright © 2014 by Paul H. Brookes Publishing Co., Inc. All rights reserved.

採取行動
綜合應用

以下案例將說明如何整合最高目標以及之前介紹的腳本，融合到真實生活的情境。第一個案例主要在回顧本章技巧與腳本；其他案例則會複習本書的重要概念。

計畫並引導遊戲日

幾週以來，卡洛琳期待著和瑪麗亞一起玩的日子到來。卡洛琳不常談到學校的同儕，因此當她提到想要邀請瑪麗亞來家裡玩的時候，她的父母迫不及待地做了安排。

他們準備了遊戲日的活動，卡洛琳先列出瑪麗亞來的時候，有可能發生的所有事情：「首先，我們會先去戶外用粉筆畫畫，然後我們會一起玩Wii，我們只玩馬力歐賽車，然後我們會一起吃點心……。」卡洛琳的媽媽注意到，她對遊戲日的期待過於明確。如果瑪麗亞有不同的想法，或者想要做一點不一樣的事情，那遊戲日很可能很快就會搞砸。媽媽告訴卡洛琳，瑪麗亞對這次遊戲日感到很興奮，因此她的最高目標是和朋友玩得開心。不過，瑪麗亞很有可能對兩個人要一起玩的遊戲有不同的想法，「如果妳不能保持彈性去聆聽她的建議，而只追求自己的想法，可能會讓瑪麗亞玩得不開心，這樣就無法達成妳的最高目標。記得，妳的最高目標是和朋友玩得開心，而不是只做妳自己喜歡的事情，對嗎？」媽媽建議用GPDC來計畫遊戲日可以做安排的各種活動。她們想到一個周全計畫，涵蓋遊戲日的每個環節（見圖5.2）。

一開始，事情進行得非常順利。瑪麗亞說她比較想在室內玩，不想到戶外，她也說她最喜歡的遊戲是糖果樂園。後來兩個人坐下來一起玩，卡洛琳幸運地拿到了她最喜歡的藍色，但不巧的是，藍色也是瑪麗亞最喜歡的顏色。兩個人陷入僵局，無法想出一個替代方案。卡洛琳奪門而出。

媽媽跟著卡洛琳來到她的房間，問她這是嚴重的大事、還是不嚴重的小事。卡洛琳尖叫：「非常嚴重的大事！」媽媽說：「好吧，這樣我們需要想辦法，把它變成不嚴重的小事，這樣妳就可以回到你的目標，和瑪麗亞一起愉快地玩。我想到一個點子。我們來嘗試練習妥協，讓兩邊都能得到一部分自己想要的，妳覺得如何呢？既然你們都喜歡藍色，這樣的話，兩個人的顏色都選擇用藍色，只要外觀不一樣，就不會混淆。妳可以接受用我們玩『對不起』桌遊裡的藍色棋子當作是妳的棋子嗎？卡洛琳，現在這個選擇可以交到好朋友，也可以保持彈性。選擇保持彈性，妳將會獲得三顆彈珠，可以放進『彈性罐子』裡。」卡洛琳停頓了一會兒，然後平靜地同意。卡洛琳的媽媽看出她的猶豫，接著補充，「記得，當妳保持彈性，做了交到好朋友的選擇，結果會讓妳的朋友更願意再來找妳玩。我記得妳說過，這對妳是很重要的事，是妳的最高目標。」卡洛琳同意了。她和媽媽找出了「對不起」桌遊裡的配件，這樣她們就可以一起玩遊戲，媽媽也很高興地發現，遊戲結束後，卡洛琳最愛的點心剩下的份量剛好足夠讓她們一起享用。

・圖5.2・

卡洛琳和瑪麗亞的遊戲日：目標、計畫、執行、檢查

目標：和瑪麗亞玩得開心	
A計畫：問瑪麗亞是否想出去外面玩。	B計畫：問瑪麗亞是否想在室內玩
問瑪麗亞想玩粉筆畫還是玩攀登架。	問瑪麗亞想玩黏土或糖果樂園。

贏得一次看電影的機會

麥克斯爲了看新一集的《哈利波特》電影，等待了好幾個星期。媽媽把握他的動機，利用看電影作爲增強物，來幫助他完成「在家責任表」中的步驟。

麥克斯正在努力學習讓自己日常生活變得更加獨立，包括晨間與下午的生活常規，並且自己清理收拾東西。麥克斯只要能自己完成責任表中的一項工作，就可以得到一顆彈珠。當罐子滿了，他就可以去看《哈利波特》電影。媽媽預估這個過程大概需要兩週的時間，剛好可以趕上電影首映。麥克斯的晨間責任表，如圖5.3所示。

事情進展得非常順利，媽媽簡直不敢相信這部電影帶給他如此強烈的動機。只是有一些小問題：早晨時間，麥克斯時不時會因爲想趕快看電視而變得分心，忘記他應該依循的步驟，也拒絕把餐具放進水槽。那時，媽媽會提醒他步驟，麥克斯知道這個動作代表他得不到彈珠，因爲他是被提醒了才完成任務；不過，如果他在下個步驟能主動完成，不需要提醒，那麼他還是能得到彈珠。

73

・圖5.3・

麥克斯的責任表

晨間例行常規	
任務	**彈珠**
□ 鬧鐘響時自己起床	
□ 刷牙	
□ 洗臉	
□ 自己穿衣服	

在短短兩週內，麥克斯的罐子已經裝滿，因此全家人開始計畫去看電影。週六那天，全家人坐上車開往電影院，參與電影首映會。事情發展到這裡，全世界的哈利波特粉絲們大概都知道即將發生一個嚴重的失誤：在這家人到達戲院之前，電影票早就全部賣光了。麥克斯發現這個殘酷的事實後，幾乎要恐慌發作，他已經瀕臨崩潰邊緣。

就在這個時候，麥克斯的爸爸陪他走到一個安靜的角落，拿出筆記本。麥克斯認得這個線索，代表即將要擬定新的計畫。麥克斯的爸爸說：「麥克斯，我知道這是一件嚴重的大事。你真的做得超級棒，贏得彈珠並且獲得看《哈利波特》電影的機會。讓我們來擬定一個新計畫，把這件大事變成一件小事，讓我們還能夠達成看《哈利波特》電影的目標。」（見圖5.4）

・圖5.4・

擬定新計畫看哈利波特電影（資料來源：Cannon, 2011.）

74

<table>
<tr><td colspan="3">目標：看《哈利波特》電影，並且保持平靜以獲得額外的彈珠</td></tr>
<tr><td>A計畫：今天就要看到哈利波特電影</td><td>B計畫：在遊樂場玩半小時，並且買明天的電影票</td><td>C計畫：在遊樂場玩半小時，並且買其他場首映的票</td></tr>
<tr><td colspan="3">執行：試試看B計畫。如果B計畫也行不通，我們就嘗試C計畫。</td></tr>
<tr><td colspan="3">檢查：我有達成看到哈利波特電影的目標嗎？我有因為保持平靜而得到額外的彈珠嗎？</td></tr>
</table>

家庭作業

家庭作業對伊森來說，始終是一大挑戰。每當作業時間來臨，他已經因為白天種種活動而筋疲力盡，因此非常擔心自己沒有時間休息。最糟糕的是，當作業太多的時候，他眞的不知道該怎麼排出先後順序；他變得很容易抓狂，事情到最後往往演變成淚水、以及大量的談判。結局幾乎毫無例外，完成作業所耗費的時間往往是所需時間的兩倍。

伊森的爸爸已經厭倦每晚為家庭作業而爭吵，決定要幫伊森徹底想個辦法、好好處理家庭作業的情況。當他們從學校坐車回家時，爸爸和伊森聊到他們喜歡做和不喜歡做的事情。他們也討論到有些事情是他們能控制、並且有選擇的，而有些事情則是他們無法控制、也沒有選擇的。例如家庭作業，就是沒有選擇的情況。伊森的爸爸問：「伊森，你覺得家庭作業讓你沒有選擇嗎？」伊森回答：「是的，爸爸，他們強迫我做作業，我討厭這樣！」爸爸說：「伊森，我完全裡解這種感覺，有些事情也給我那樣的感受，不過我會嘗試一些特別的技巧，讓自己感覺好受一點。」伊森一臉疑惑，接著問爸爸：「怎麼做呢？」爸爸微笑著說：「我提醒自己，完成這些我不喜歡的事情，會讓我獲得哪些我想要的東西。就像吃晚餐的時候，當我們吃完青菜，就可以享受甜點。做完家庭作業，可以讓你獲得什麼你想要的東西嗎？」伊森坦白說，他希望在學校表現好，討厭在下課時間還要補做沒完成的作業。爸爸繼續分享，如果把在學校表現好以及獲得自由時間當作最高目標，那麼做作業就是一個不得不的選擇，讓他可以達成目的。伊森的爸爸告訴他，想幫忙他擬定一個計畫，來幫助他完成功課。爸爸決定用GPDC擬定一個計畫表，以及一套家庭作業常規的獎勵制度。

伊森是一個樂高迷。他喜歡收集不同的樂高積木，再利用所有的空閒時間把樂高積木組合起來。爸爸想到贏得樂高積木會是個完美的獎勵制度，可以幫助伊森完成功課。因此爸爸和伊森一起爲晚上家庭作業常規設計了一個GPDC（見圖5.5）。他們討論了哪些科目的作業最難，哪些最簡單，以及哪些策略能夠幫忙伊森完成功課。

・圖5.5・

伊森的家庭作業：目標、計畫、執行、檢查

目標：完成家庭作業並得到樂高積木
計畫： ☐ 小點心 ☐ 字彙練習（因為簡單，而且每天晚上都有）= 1塊樂高積木 ☐ 數學 = 3塊樂高積木 ☐ 點心／休息（10分鐘）= 2塊樂高積木（如果準時結束） ☐ 複習科學或社會 = 3塊樂高積木 ☐ 每週選讀（最好的獎勵放在最後☺）= 2塊樂高積木 ☐ 樂高時間！！☺

團隊合作

吉米喜歡科學；如果有機會讓吉米跟你分享太陽系、恐龍以及元素週期表，他絕對會讓你驚豔。今年的科學課非常注重實驗操作，每堂課都需要學生分組完成一個科學實驗。學生每週被分配爲四人一組，接受一項任務，並要求以小組的形式透過科學方法進行分工。學生們明白，他們的成績不僅要看實驗結果，也仰賴團隊合作的能力。老師猜想，以吉米對科學的背景知識和熱誠，他應該可以在這堂課表現傑出。不幸的是，吉米不是生氣就是放棄，從來沒有完成指定任務，他的同學們開始因爲被分到跟他同組，而表現出無奈的樣子。

老師坐下來觀察吉米小組是如何進行分工的。當小組坐下來準備做化學實驗時，吉米會很快地跳到結論，告訴大家化學物質會如何互相影響。當同組同學想提出不同的預測時，他則會告訴他們，他們是錯的，並且分享一連串枯燥乏味的知識，來支持他的預測。小組只好在沒有充分討論個別分工的情況下，就開始進行實驗。其中一位同學拿起鉛筆記錄小組的想法（記錄者）、一位同學收集實驗材料（材料長），另一位同學開始依循工作手冊帶著團體逐步進行實驗（組長）。所有學生直接就開始工作，而且看起來似乎都知道該做什麼，除了吉米以外。吉米對實驗愈來愈不感興趣，只有在他不贊同組員提出的想法時，他才會跳出來發言。當大家混合好化學物質時，吉米因爲沒被分派到工作而感到沮喪，他因此離開小組，坐在教室後面。

觀察小組之後，吉米的老師開始明白，小組動態的自由流動力，對吉米來說很難做出反應，也無法爲他的參與提供明確的期待。很明顯地，老師觀察到另一個現象：吉米也沒有覺察到他「無所不知」的評論給人什麼樣的感覺。老師決定支持吉米最好的方式，就是跟他一起創造一個標準的GPDC流程，讓他和小組同學做實驗時可以依循。這個架構可以讓指定步驟與組員分工變得更清楚。吉米的任務是要引導組員逐步完成GPDC計畫，並在完成每個步驟時負責檢查。這個過程可以確保吉米在整個實驗過程都投入在其中。在這次談話中，老師也把握機會和他討論了組員對他的評價。吉米有很強的動機參與小組，他們也想出了以下的腳本：如何分享資訊（「我想到⋯⋯」）並回應別人的想法（「那是一個很棒的想法」或「讓我們試試看」）。他們建立了一個自我監測系統，如果吉米讓別人分享想法，或給對方正向積極的回饋，就可以打一個勾。當他得到一定數量的打勾，就可以有時間研究他喜歡的科學題目。最後，吉米和老師談到他的最高目標。他這學期非常想得到全A的成績，他們討論了其他目標與可能的阻礙，例如：他希望讓每個人都知道他所知道的全部知識，但這其實會妨礙他參與小組，並且阻礙他完成任務，進而影響到他的成績與最高目標。他們一起思考這些新策略（GPDC計畫與打勾積分制度）將如何幫助他朝著目標前進。當GPDC啓動且開始進行時，吉米老師注意到小組合作得相當順暢且有效率。老師認爲所有學生都可以從GPDC架構中受益。他很高興地發現學生們變得獨立，在短短幾個月的時間內，他們都能夠從分派的任務中建立自己的GPDC。

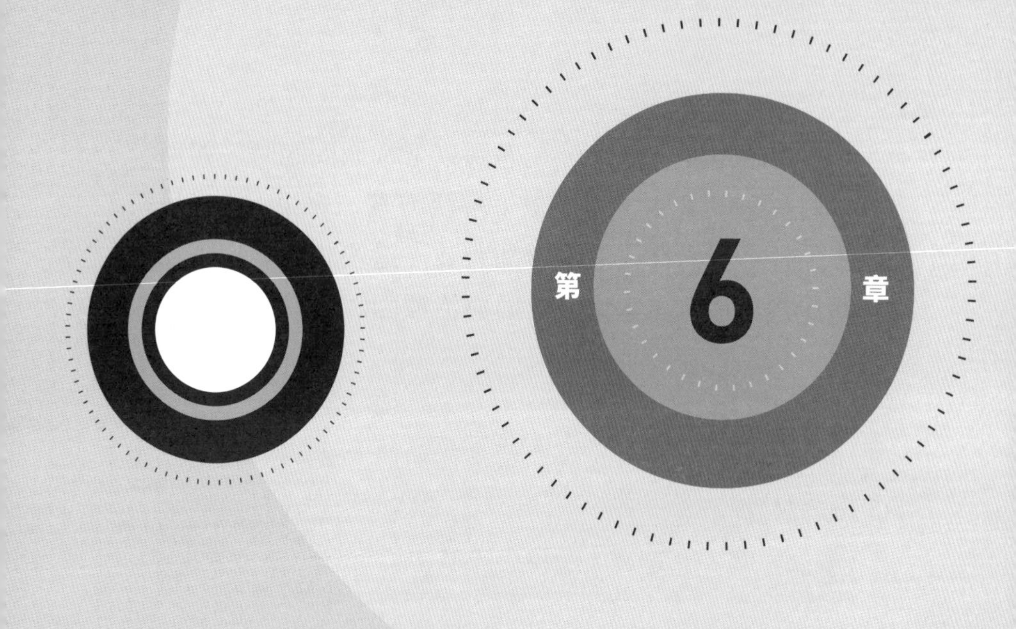

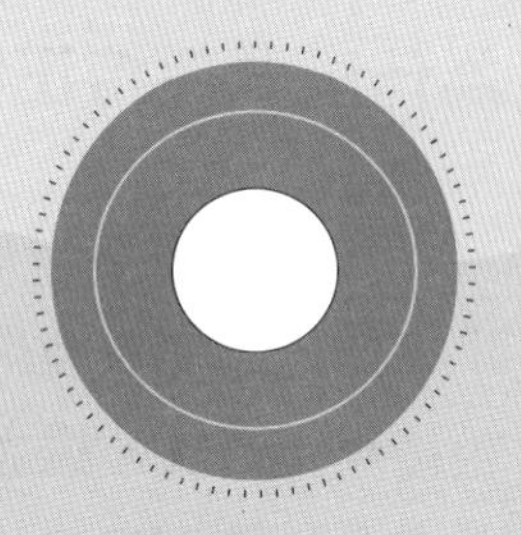

排除難題：改變環境，解決日常問題

77　本章將幫助你思考，在遇到以下八個問題時，如何改變對孩子的要求。嘗試以下解決方案，會讓「達成目標不卡住！」的介入方案更加有效。這些訣竅是特別爲自閉症類群孩子、家庭、老師與治療團隊常見的難題而設計。

問題一：「我覺得我好像總是在嘮叨」或「孩子和我都好挫折。」
解決方案：請記得「保持正向」。

為什麼要保持正向的態度？

這或許是本書最強有力的訊息！正如你正在教導孩子每個行爲都會產生後果，請記得你的心情和行爲也會產生後果。高興、難過、焦慮與挫折，都是會傳染的情緒。大部分人聽到寶寶的笑聲都會微笑，即使寶寶是在隔壁房間。同樣的，你的行動和心情對孩子的行動和心情也有深遠的影響。你的正向感受也會給孩子帶來比較正向的感受。負向感受（以大聲吼叫、威脅或懲罰來表達），也會增加孩子的負向感受與行爲，這就會形成一個負循環（圖6.1），讓每個人都有不好的感受（想瞭解更多請參見傑洛・帕特森〔Gerald Patterson〕在這個領域的開創性工作[1]，相同原則也同樣適用於教室管理）[2]。相反地，研究顯示，當讚美孩子或正向表述至少比發出命令或懲戒的頻率高出四倍時，能夠有效降低行爲問題並改善社交技巧。

・圖6.1・

78

負向循環圖

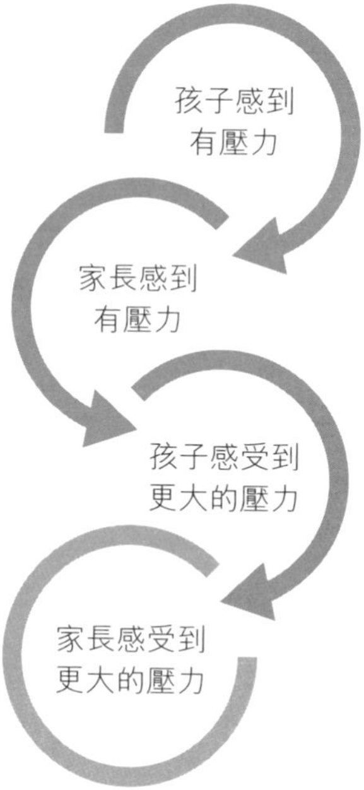

孩子感到
有壓力

家長感到
有壓力

孩子感受到
更大的壓力

家長感受到
更大的壓力

沒有人可以永遠保持正向積極的態度。不過，如果你努力保持正向態度，並建立新技巧，將會讓你和孩子更開心。維持正向態度能有效增加你想要的行爲並且減少你不想要的行爲。你會驚訝地發現，當你持續保持正向時，能夠讓孩子願意做出更多的改變！

如何保持正向的態度？

讚美孩子的次數比命令或責罵的次數多四倍。請認眞體會孩子爲了生活在這個緊張的世界，付出了多大的努力。請記得慶祝每一次的努力與小小的進步，而非只去讚美最後的成功。每一天，讓讚美的次數比命令與責罵的次數多四倍（圖6.2）。如果你能把讚美與命令的比例調整到5：1，甚至更好！[3]保持這個比例，也會訓練你更專注在事情進行順利的部分，而非只看到需要改善的環節。利用讚美來強化孩子或學生（或配偶、姊妹、老闆）的動機，來完成困難的任務。試著避免模糊的讚美（例如：「你眞是一個好女孩」）或不眞實的讚美（例如：「你是全世界最聰明的小孩！」）。讚美必須具體且眞實，不然孩子很快就學會漠視它。具體且眞實的讚美，通常需要植基於觀察孩子達成目標所需的努力，而非只聚焦於成功完成任務。記得去肯定孩子所經驗到的，以及他爲了保持彈性與條理所做的努力。一些具體且眞實的讚美範例如下：

79

・圖6.2・

讚美與責罵的比例維持4：1（或更多）

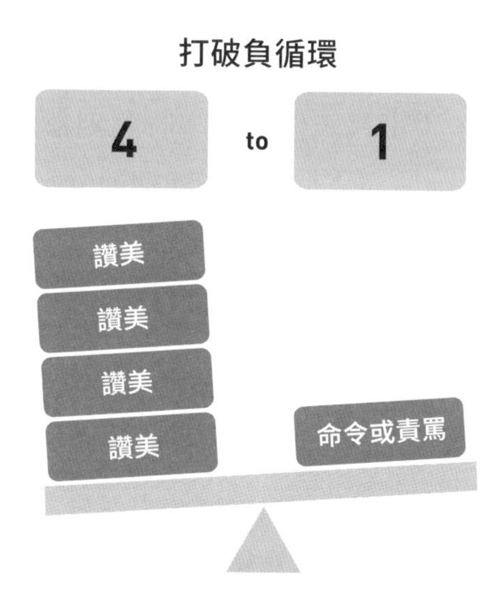

- 「那是很有創意的想法！」
- 「我注意到你眞的卡住了，但是你很努力要保持彈性。」
- 「我喜歡你試著靠自己解決問題的做法。」
- 「你很認眞地解開謎題。」
- 「你這麼認眞想要完成它，我眞的很以你爲榮！」

擁抱、擊掌、豎起大拇指，或者在孩子積分系統上的

80

獎勵，也可以算是讚美，只要孩子能明白你這麼做的意義。

這個技巧在平靜的狀態下是最容易練習的（例如：不急著趕校車的時候）。試著和孩子一起執行這個比例約一小時，觀察一下會發生什麼事。不過，即便你想努力維持這個比例，也不代表你必須時時刻刻都這麼做。舉例來說，如果孩子正試著把家裡的寵物貓塗成粉紅色，你不必先說：「我很喜歡粉紅色。你眞是有創意！你畫筆握得很好。做得好！小心地在貓身上盡量塗上顏料。」來平衡「不要再塗貓！」

你也可以用減少命令或責罵來改善你的「讚美與命令的比例」（更多關於如何**選擇戰場**的說明，請**參閱本段第八則**）。你也可以利用蘇格拉底法來減少命令。**同時參見本段「找一個英雄」**與**本章後面問題七的解決方案「思考『不能，而非不想做做到』」**。以下是減少命令的一些範例：

- 與其說「穿上鞋子」，不如問：「你還需要準備什麼才能出門？」或者你也可以提示：「我已經穿上鞋子和外套，準備好可以走了。」
- 與其命令說「完成你的工作」，不如（用愉快的聲音）問：「你現在應該要做什麼呢？」

善用孩子的優勢，來增進他的自信，幫助他學習新事物，並且更好地使用新技巧。從對孩子來說最重要的技巧開始。自閉症孩子的常見優勢包括記憶力、注意細節、邏輯思考、把問題視覺化的能力，以及理解視覺資訊、在感興趣的事情上維持專注、依循明確的指示與行爲的誠實正直。列出孩子的優勢並張貼在冰箱上，或在孩子的學校或治療檔案中註明。同時也列出你自己的優勢。

不要說不要：告訴某個人應該做什麼，並且肯定他的努力，遠比告訴他不應該做什麼事來得強而有力。一個簡單的記憶方式是「不要說不要」。如果你看到有人正在跑步，快要掉進一個大坑洞，直接大喊「停住！」會比大喊「不要掉進那個洞！」更有幫助。試著聚焦在你希望孩子做的事情：「你可以教弟弟玩釣魚趣（Go Fish）*嗎？」會比說「不要像野馬一樣跑來跑去！」

81

期待愈高，進步愈多；期待愈低，進步愈少。請對孩子懷抱著很高的期待。當然，如果你的期待超過孩子的實際程度，可能會令人感到挫折且氣餒。因此，你對孩子的期待可以比他現在能做的事情高一點，好讓他持續不斷地進步。此外，家長與和孩子一起工作的專業人員，最好也能擁有同樣的高標準。

＊ 譯註：釣魚趣（Go Fish）是一款卡牌桌遊。

| 訣竅 |
動機

對你或對其他孩子有效的內在動機，未必對自閉症類群的孩子有效，因為這些獎勵不總是合乎邏輯，也未必都很明確。當我們問自閉症類群的孩子，怎樣可以幫助他們學習新技巧，答案幾乎都是「給我們獎勵！」一位富有洞察力的13歲孩子彼得·柏格說「當某件事情很困難或超乎預期的時候，獲得獎勵積分可以幫助我重設大腦。沒有點數積分，即使我很想做，也做不了任何事。」

建立獎勵制度。改變，對任何人來說都不容易；對大多數人而言，如果最後能得到獎勵，我們多數人會朝向大目標而努力前進——不論是在完成不愉快的工作後，得到一顆巧克力；或是在減重後，得到一件新衣服。實際上，獎勵對於自閉症類群的孩子來說，格外重要。自閉症對於孩子的內在動機系統有深遠的影響：自閉症類群孩子可能會對自己感興趣的事物充滿熱誠，但是卻對你（或其他大人）感興趣且希望他們做的事毫無動機，他們不會因爲你希望他們做一件事而去做。換句話說，自閉症類群孩子的動機與注意力是自我導向的。當你希望孩子學習新的事物——尤其是那些不會自然發生的事，請先確定你提供了一個具體有感且有意義的獎勵。當你教導孩子新的技巧，請在孩子能夠完成的每個步驟上獎勵他。當他的技巧逐漸純熟，此時你應該獎勵的是他能夠獨立完成。藉由獎勵這個獨立性，你增強了孩子的獨立自主，並養成孩子能夠獨自解決問題的自信。將積分系統整合到每天的例行常規當中，爲你期望的行爲提供獎賞。讓這套獎勵制度盡可能簡單、清楚和靈活（**參見本段最後「採取行動：建立一套獎勵制度**」〔見本書P.169〕）。愈好用、愈好瞭解，你就愈可能使用它。你愈常使用它，這個系統就會變得更加強大。

82

- **利用視覺提示**：建議以視覺化、系統化的方式給予點數，例如：在圖表上積分，或者採用有感的獎勵，並且在一天中可以頻繁地去計算它。
- **每天獎勵**：點數必須可以兌換成對孩子有強烈動機的東西（例如：電腦時間）。額外的點數可以隨著時間過去，以換取更大的獎賞。
- **額外加分**：額外（或預期之外）的點數或獎勵，必須要付出額外的努力才可以獲得。間歇性增強是最有效的增強。這就是吃角子老虎的運作方式，也是爲什麼20美元驚喜禮物卡遠比20%調薪更有吸引力。幫助兄弟姊妹、同學或朋友，處理意料外的狀況，或者其他你想鼓勵孩子的正向行爲時，都可以獲得額外點數。

- **避免拿走點數**：比起處罰，獎勵與讚美對自閉症者更爲有效（處罰可能導致一個新的固著循環，最後讓事情演變得更糟糕）。
- **獎勵不等於賄賂**：賄賂是發生在行動之前（我付錢給你，讓你明天用我希望的方式投票）。獎勵則是在行動之後才給予（就像你的工資一樣）。

83

找一個英雄。幫助孩子找一個他個人的英雄，並設定目標，讓自己更像這位英雄。英雄的設定可以是歷史人物，或是文學作品中的角色、卡通的角色、孩子認識的人或名人。你也可以爲自己設定一個英雄。你們可以一起討論英雄的意義。英雄是否也有經歷需要彈性變通的時刻？他是否完成一些艱難的任務？又或者英雄是否爲了達成最高目標，必須抵抗一時的誘惑，以顧全大局？在討論過後，你可以參考這位英雄的經歷來建立新技巧（例如：阿米麗亞．埃爾哈特*在這種情況下，會怎麼做？）

培養你的幽默感。讓你的周圍都是可以幫助你開懷大

* 譯註：阿米麗亞．埃爾哈特（Amelia Earhart）爲美國著名的女性飛行員和女權運動者。

笑或享受樂趣的人。看喜劇片、自我解嘲、開玩笑、一起耍白癡都可以，試著盡可能好玩。幽默感對於處理自閉症類群兒童或青少年的缺乏彈性特別有效，因此，請嘗試**第三、四、五章中的「如何讓它變得好玩」**。

選擇你的戰場。如果沒有強大的軍隊，你很難有效地在前線作戰。這可能是最常被建議的策略之一，也可能是最難每天使用的策略。不過，儘管有這麼多需要改善的地方，如果你想要一次解決太多問題，孩子可能會毫無進展。因爲，當你試圖一次教導所有的事情，最終不僅自己筋疲力竭、感到挫折與無效，孩子也會不知所措。因此，每次請聚焦在幾個技巧就好，避免過多。建議從兩個技巧開始：一個是你覺得非常容易的技巧（例如：「記得在睡前刷牙」或「在我要求的時候，把回家功課交到作業箱」），以確保一開始就能成功；另一個是可以造成最大差異的技巧（例如：「和哥哥輪流玩」、「等同學講完話，你再開始講」、或「自己開始工作」）。把這些目標加進獎勵制度中，並盡可能忽略其他事項，這有助於把每個人轉移到一個更正向、培養技巧的環境中。也就是說，如果晚餐時使用餐巾不是現在的「戰場」，請你忽略孩子臉上的食物。或者，你可以讚美其他孩子記得使用餐巾。

讓我們回顧一下強尼的案例，在表1.1範例中，那位沒趕上校車的十歲自閉症孩子。校車再十分鐘就要到了，

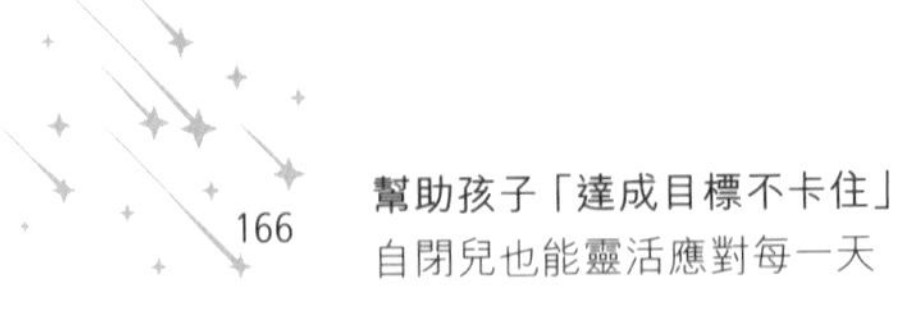

但是他還沒準備好，他還在吃著早餐。表6.1列出當家長保持負向，以及家長保持正向，並採用本書其他建議時的兩種狀況。圖6.3摘要了保持正向態度的關鍵策略。

84

・表6.1・

負向與正向反應的範例

	保持負向（－）		保持正向（＋）或中性（n）	
家長	（著急地說）趕快，吃完你的早餐。	－	（平靜地說）校車再十分鐘就來了。我去拿你的早晨檢查單給你。	n
強尼	我還是覺得很餓。	－	我還是覺得很餓。	
家長	你在按掉鬧鐘的時候就應該要想到。	－	你可以繼續吃。這是你的檢查單。接下來，你需要做什麼？	n
強尼	我很累！我真討厭早晨！	－	（看著清單）刷牙。	＋
家長	你連牙都還沒刷！ 你必須快一點！	－	很棒。當你刷牙的時候，我會帶個（穀物棒、水煮蛋、起司條、吐司）給你，讓你在車上吃。	＋
強尼	我不想去上學。	－	（去刷牙。一邊刷牙，一邊在鏡子扮鬼臉分心了。）	＋ －
家長	我很討厭你錯過校車、討厭要載你去學校，還要在長長的下車隊伍中等著讓你下車，而你因此遲到了。拜託快一點！	－ －	檢查表下一步是什麼？	n

強尼	（覺得受不了）不要！	－	穿鞋子，然後拿書包。	＋
家長	你的鞋子呢？為什麼我們每天都必須在房子裡四處找你的鞋子？	－	對！你知道它們在哪裡嗎？	＋
強尼	（四處踱步，慢慢地找鞋子。）	－	就在前門。	＋
家長	校車已經到了！趕快跑！	－	太好了！就在它們應該在的地方！昨天晚上就準備好了，提前設想很好。再五分鐘，校車就來了。	＋ ＋ －
強尼	（跑出家門，擔心錯過校和上學遲到。家庭作業放在餐桌上，忘了帶出門。還沒刷牙、也還沒吃完早餐。）	－ － － －	（穿上鞋子並背上書包。）	＋ ＋
家長	（感到挫折。猶豫是否要幫他把家庭作業帶去學校。）	－	我想你已經要去校車停靠地點見鄰居了。你今天早上達成目標了！因為準時準備好上學，你有額外15分鐘的電腦時間。	＋ ＋ ＋

85 **• 圖6.3 •**

視覺提示：記得保持正向

記得保持正向
讚美與命令（或責罵）的比例為4：1
發揮孩子的長處。
不要說「不要」。
期待愈高，收穫愈多。
採用獎勵制度。
孩子的英雄是哪一位？
保持你的幽默感。
選擇你的戰場。

Solving Executive Function Challenges: Simple Ways to Get Kids with Autism Unstuck and on Target, by Lauren Kenworthy, Laura Gutermuth Anthony, Katie C. Alexander, Monica Adler Werner, Lynn Cannon, & Lisa Greenman. Copyright © 2014 by Paul H. Brookes Publishing Co., Inc. All rights reserved.

採取行動 86

建立一套獎勵制度

如果孩子需要一個具體且有感的提醒

創造一個彈珠獎勵制度。這是一個容易執行且靈活彈性的系統。

1. 找一個乾淨的罐子或塑膠容器，也可以用乾淨的袋子。在容器上面寫上孩子的名字，孩子可以自己裝飾容器。你可以在罐子上貼一個標誌，提醒他可以得到獎勵的事情。
2. 選擇一個容易放入罐子裡的物品。你可以使用硬幣、撲克籌碼、義大利麵、玻璃珠或彈珠、甚至是自製的加分獎金或加分券。
3. 為獎勵加上價值，例如，每顆彈珠等於一分鐘電腦、電視或遊戲時間，或者可以直接購買（例如：購買iTune、書籍）。和孩子一起想出獎勵方式，讓孩子能夠很快在一開始贏得獎勵。
4. 每當你看到孩子的良好表現或努力，請丟入1到5顆彈珠到容器裡。記得明確地告訴他為何得到這些獎勵（例如：「你完成功課做得很棒。這可以得到2顆彈珠！」或「今天你耐心排隊等候，做得很棒，這樣可以讓你得到2顆彈珠。」）當容器不在身旁，你可以帶一個夾鏈袋，存放孩子得到的獎勵。

5. 當情境或技巧特別困難時，可以給予更高的價值或更多彈珠（例如：「你今天早上很準時，可以得到5顆彈珠！」或「你自己完成這個段落，可以得到5顆彈珠！」）。
6. 對特別好的行爲給予額外的獎勵（例如：「你把大事變成了小事，做得非常好。你可以額外加分，得到10顆彈珠！」試著每天都給出額外的獎勵。）
7. 與學校老師、祖父母、治療師以及和孩子相處可以採用獎勵制度的人共享這個獎勵制度。

如果孩子不需要一個實際的提醒

設計一個計分或檢查系統，如圖6.4。

87 **・圖6.4・**

獎勵檢查系統範例

強尼的任務	週日	週一	週二	週三	週四	週五	週六
整理桌子	✓✓✓		✓	✓		✓	✓✓
說話有禮貌	✓		✓✓✓		✓	✓✓✓	

晚上九點上床	✓	✓		✓		✓	✓
額外加分	✓✓✓		✓		✓✓		✓
總共得分	8	1	5	2	3	5	4
✓＝電腦時間多5分鐘；每天得到的電腦時間	40	5	25	10	15	25	20
使用電腦時間	25	20	25	0	20	30	20
剩餘時間	15	0	0	10	5	0	0

問題二：孩子已經受夠了學習新技巧，或學習合宜行為。

解決方案：避免過度負荷。

為什麼要避免過度負荷？

記得你上次感覺快崩潰的時候嗎？也許是你正趕著出門送小孩去看診，此時電話響起來，而你突然想起你忘記一件重要的家事，又你家的青少年竟然開始碎唸需要跑一趟超市，當下，你滿腦子只想著一件事，那就是立刻躲回床上睡個覺。這些時刻都是我們最有可能尖叫、弄傷自己或犯錯的時候。我們每個人都有一個斷點，在那當下感到過度負荷，無法好好傾聽、無法解決問題、甚至無法控制自己的情緒或行爲。一旦進入這種狀況，所有能力變得完全無法發揮。它降低我們的效能，讓我們說出或做出感覺自己很糟糕的事情。

自閉症類群孩子比一般人更容易過度負荷，因爲他們的大腦最適合處理單一可預測的細節訊息。當他們必須同時處理過多資訊，或需要回應改變與不可預期的情況時，他們可能過度負荷。對自閉症類群者而言，這種以生物學爲基礎的缺乏彈性，使得任何社交情境或者計畫的改變，都特別容易造成過度負荷。一旦出現過度負荷，他們通常會變得無法處理平時很容易理解的訊息。他們也可能失去行爲的控制，變得更容易重複、焦慮、衝動、無法專注，甚至具有攻擊性。

如何避免過度負荷

預測過度負荷。知道哪些情況會讓孩子過度負荷。每個孩子會發生過度負荷的情境或要求都不相同。有些孩子因爲言語，而感到過度負荷，有些則是因爲其他孩子的噪音。某些孩子在飢餓的情況下，容易發生過度負荷；有些則是因爲當天的不確定性，而感到崩潰。你無法避免所有的過度負荷，不過，你應該放心地採取合宜的步驟，來緩衝孩子因爲特定情境或要求產生的過度負荷，這些情境對孩子來說，特別難以面對。

不要加上壓垮駱駝的最後一根稻草。知道有哪些線索代表孩子瀕臨過度負荷。當孩子開始感覺過度負荷，可能會用不同的方式來表現。有些孩子的行爲更衝動，有些顯得行爲更重複，另一些則表現出退縮。許多孩子過度負荷時會表現出一些身體徵兆，像是：身體緊繃或不自主地握拳。請確認你能辨識孩子過度負荷的徵兆，這樣你便能在他超過負荷之前，先做出反應。

讓事情盡可能可以預測。避免過度負荷最好的方式之一，就是讓事情盡量可以預測。**請參閱本節的「採取行動：活動同伴」**（見P.180）。

- **盡可能讓孩子做選擇**。當孩子對於即將進行的計畫或每日行程有掌控感，覺得事情更能控制且可預測，他就會更加投入。然而，這並不代表你需要在所有情況下都交出控制權，而是盡可能地提供選擇。舉例來說，你可以提供兩種點心的選擇、讓孩子選擇完成家庭作業的順序，或決定作業書寫的主題。
- **明確保證某些例行常規會保持不變**。自我安撫的例行常規（例如：下課後看同樣的影片、在教室裡坐同一個位置、每天上課前先和同一位諮商師或特教老師見面、在另一間房間獨自踱步、每天在特定時間閱讀)，這些不具有傷害性的常規，都應該受到尊重，只要不會干擾他參與必要的社交或影響功課的完成。如果自閉症類群孩子可以維持其中一部分的例行常規，他就能比較好地應對其他方面的變化。

- **建立課後、就寢或其他時間的例行常規**（**請參閱「問題三的解決方案：拆解任務」**）。

進入任何新情前，和孩子事先預演，整理他可預期會發生的具體事情，但不要承諾任何你無法確定的事情。幫助孩子爲你無法預期或無法確定的事，做好準備。問這些問題：「在電影院裡，我們有可能坐在後排嗎？我們有可能必須坐在前排嗎？」或「有沒有這樣的可能，代課老師並不知道是什麼暗號代表你需要休息一下？」這些問題會幫助孩子預備好面對他無法控制的狀況，也幫助你和孩子在需要時設想B計畫。

以特定時間表、計畫或任務，組織非例行、混亂或大型團體活動。在家庭旅遊、校外教學或任何特別活動時，爲預期發生的事件建立一個清單。同時也事先預習可能發生的問題，以及該如何處理。參考馬克表哥婚禮的範例：

- **盡可能預習並預測各種事件**。「我們下午要去參加馬克表哥的婚禮。婚禮過程有可能發生很多和平常不一樣的事情，有些可能會很無聊，有些會很好玩。首先，我們會坐在教堂裡，現場會播放音樂，坐在教堂前排的人會輪流發言。接著，我們會去參加一個大型派對，那裡會有很多好吃的食物。我不知道他們什麼時候提供食物。到時候應該會放音樂，有些人可能會跳舞。你的阿姨、姨丈、和表兄弟姊妹都會在那裡，他們會想跟你說話、跟你一起玩。如果你覺得婚禮派對太大聲，你可以告訴我，我們一起做個計畫，暫時休息一下。如果我覺得是時候該休息一下，我會去找你。大概九點左右，就是我們回家的時間。

90

- **提供一兩個孩子應該遵守的具體規則**。「在教堂進行典禮時，你需要安靜地坐著。如果需要提醒教堂裡必須保持安靜，我們的暗號是什麼？你想帶一本書去教堂看，幫助自己保持安靜嗎？」
- **給孩子一個視覺提示，例如：清單或地圖**。「讓我們列出婚禮過程可能發生的不同事情，你可以檢查清單上的事情是否有發生。」
- **如果可能，指派孩子一個特定角色或一項任務**。「馬克表哥希望在婚禮上拍很多照片，好讓他日後可以回憶。我需要你用你的相機幫他多拍一些照片。」
- **預測潛在的問題：哪裡可能會出錯**？「如果你不

喜歡婚禮的蛋糕怎麼辦？如果我們坐在教堂時，你突然想上廁所怎麼辦？如果你不喜歡播放的音樂怎麼辦？整個活動最重要的目標是什麼？」

請預期校外教學、集會、假日或假期都比較具有挑戰。由於這些活動會破壞例行常規，因此你可能需要額外的時間，讓孩子做好準備。提供一個時間表可能會很有用，明確列出什麼事情會跟平常一樣（例如：一天同樣吃三餐、晚上同樣會上床睡覺、你整天都會跟他在一起），以及什麼事情可能會有不同。確保每個人（包括你）都有一些休息時間。如果孩子成功參與（或容忍）特別具挑戰的活動，你可以給他額外的獎勵。讓他事先知道，如果他做到，將會得到額外獎勵，也告訴他會獲得何種獎勵，甚至可以讓他從最喜歡的獎勵中做選擇。

- **安排規律的休息時間，讓孩子知道他可以獨自一人或和他信任的大人一起進行他喜歡的活動**。你不會要求有閱讀困難的孩子讀一整天的書。相同地，在社交與執行功能有困難的孩子，也需要在面對人或需達成要求的時候，能有中斷休息的時間。對自閉症類群孩子來說，學校通常是典型過度負荷的環境。休息時間可以區分為孩子在學校的時候（例如：孩子可以在資源教室靜靜坐30分鐘閱讀，也可以在教室吃午餐）以及放學後時間。

- **當孩子快要承受不了或有壓力時，主動提供休息時間**。這可以包括從特定活動中抽離（例如：與其在家族聚會待上一整個晚上，不如待兩小時後先離開；或送小孩去資源教室，遞一張紙條說明孩子暫時需要休息一下），或者拉他到旁邊安靜的地方休息一下。

當孩子看起來快承受不了時，提供一個緩衝，降低刺激與障礙。家長可以在家裡創造一個安全的避風港，老師也可以小程度上在學校做同樣的事情。如果孩子有下列感官的知覺敏感，請嘗試以下的建議：

- **聽覺**：地毯、軟木地板和簾幕，都可以讓房間更安靜。椅子腳可以裝上網球椅腳套，減低摩擦的噪音。嘗試關掉背景噪音（電視、電腦聲音或收音機）。使用白噪音機器或風扇，來阻隔無可避免與令人難受的噪音。耳塞與耳機也有幫助。
- **視覺**：採用較少凹凸不平的表面與牆壁，考慮強光或刺眼的照明對孩子可能的影響。減少螢光照明，或讓孩子戴著棒球帽或太陽眼鏡，也可以減少視覺過度刺激。在過度刺激的時候，提供一些令孩子舒服愉快的事物，讓他可以觀看或專注（例如：最喜歡的漫畫書與平板電腦）。讓孩子坐在安靜的人旁邊，讓他的視線避開教室裡最混亂的位置。

- **嗅覺（氣味）**：有些自閉症類群孩子對氣味特別敏感。避免使用有香味的清潔用品或身體產品（例如：香水、香皂）。某些食物與口香糖，也可能會出狀況。
- **觸覺（觸碰）**：如果孩子對於物品接觸皮膚的感覺比較敏感，你可以拆下衣物的標籤、避免太緊的襪子、令人煩躁的腰帶，或移除其他不舒服的來源。有些自閉症類群的孩子可以透過深度壓力得到安撫，擁抱或重量背心也有所助益，而有些孩子可能只喜歡由自己主動開始的身體接觸。許多自閉症類群孩子不喜歡身體的碰觸，尤其是在他們沒有預期的狀況下。
- **課後時間可能是特別重要的時間，可以創造一個緩衝的環境，讓孩子從過度刺激的學校環境中復原**。如果你的家庭動態難以形成這樣的安全避風港，可以試著創造一個空間，讓孩子在放學後可以休息（例如：他的房間或他床上的帳篷）。

通常愈少人愈好。隨著人數增加或團體複雜度升高，孩子控制衝動、焦慮或重複行為的能力會下降。

- **當有所懷疑時，減少孩子所在團體的人數**（例如：邀請三個孩子來生日派對，而不是十二個人）。選擇人潮最少的時間外出（例如：早場電影、博物館早鳥導覽）。校外教學時幫孩子請假，或安排隨行人員提供孩子個別支持。集會的時候，坐在孩子旁邊。
- **在小團體教導新技巧**。舉例來說，許多有自閉症類群的孩子學習社交技巧學得最好的時間，是剛開始和另一個人練習新腳本（例如：當你想跟某個人玩的時候，要怎麼說）。一旦他們在一對一練習後掌握了技巧，就可以在小團體中嘗試這個技巧。需注意的是，除非孩子能夠在大團體中展現這些技巧，否則你不會知道孩子是否已經完全掌握這個技巧。
- **如果孩子在學校過度負荷，尋找機會安排小團體**（例如：對許多自閉症類群的孩子來說，與其在學校餐廳吃午餐，不如在教室和老師與幾個同學吃午餐來得好）。

提出配套措施。小事情可以帶來大改變。許多航空公司會讓有身心障礙的乘客和全家人提早登機；許多遊樂園

93 可以讓身心障礙孩子特殊通關，避免他們在排隊隊伍中等候過久（迪士尼主題樂園正是以此聞名）。某些博物館有知覺友善的導覽。很多時候，帶著一個自閉症類群的孩子會讓事情變得困難許多。當有輕鬆的選項存在，沒有理由不把握機會。孩子的壓力會減輕，這樣對每個人都有好處。

採取行動

預測並降低過度負荷

圖6.5（見P.182）的工作表，有助於預防過度負荷。

採取行動

活動同伴

使用圖6.6（見P.184）的工作表，有助於預備各種活動。

問題三：我的孩子無法開始嘗試新事物或學習新技巧。

解決方案：拆解任務。

為什麼需要拆解任務（當孩子如此聰明時）？

93

自閉症類群的孩子很難抓到重點並整合資訊。另一方面，他們對於細節的掌握通常非常出色，他們擁有極佳的能力，分析並記憶小塊的外顯資訊。[4]

這個矛盾可能帶來一些常見的問題：人們光是聽一個孩子使用大量詞彙說話，並提供大量的知識與資訊，便誤以爲他有能力處理各種資訊。他們自然地認爲這個孩子能夠自己書寫一篇文章、在課堂上記錄重點，或是放學時自己整理書包。實際上，這類的任務需要組織能力、整合資訊、處理多個步驟，這些技巧對自閉症者來說尤其困難。在一項研究中，我們發現每次當我們比較一個簡單任務，以及同一個任務添加資訊與步驟時（例如：複製一個三角形，和複製一個在正方形內的三角形內的三角形），自閉症類群的孩子在這方面的表現明顯比較差。[5]當然，複雜性對每個人來說，必然是比較困難的；然而，在我們研究中的孩子，儘管在單純任務上做得和一般孩子相當、甚至更好，複雜任務的表現仍然比一般孩子差得多。藉由拆解任務，我們善用大部分自閉症孩子的優勢，相對地，如果沒有拆解任務，可能會讓他們看起來比實際能力更差。

97

94

圖6.5

預測和降低過度負荷工作表

預測和降低過度負荷
儘早發現過度負荷 **回想上次孩子過度負荷的時候。在過度負荷前5分鐘、10分鐘和15分鐘，發生了什麼事？有任何警示徵兆嗎？**列出孩子過度負荷時所表現的徵兆（例如：開始大聲講話、愈講愈快或聲音提高、開始在一些事情上卡住、發出低鳴聲、增加重複行為、變得更衝動、變得更焦慮、拒絕做一些事情、身體蜷縮）： 1. ______ 2. ______ 列出造成過度負荷的誘發因子（例如：飢餓、擁擠、疲倦、說太多話、書寫）： 1. ______ 2. ______ **化解情境：該怎麼做** **回想上次你幫助孩子避開過度負荷的情況。**你做了什麼讓他平靜下來（例如：帶他去安靜的地方、觸摸他、打暗號提醒他冷靜下來、使用其他視覺提示、讓他一個人靜一靜）？ 1. ______ 2. ______ 孩子能夠有效地使用哪些因應策略（例如：深呼吸、用最喜歡的活動分散自己的注意力、想他最喜歡的事情或地方、要求一個擁抱）？ 1. ______ 2. ______

95

你做了什麼讓自己平靜下來（例如：做個深呼吸、想想你有多愛自己的孩子、回憶一段平靜的旋律、看著孩子，想像自己處在他的情境當中）？

1. ____________________

2. ____________________

緩和情況：「不該」做什麼

當孩子過度負荷時，以下的行為通常沒有幫助：

1. **解釋**：在這種狀況，解釋太多反而讓事情變得更糟。孩子不太可能理解你說的話。當孩子過度負荷時，學習就不可能發生。
2. **衝動行事**：如果你不知道如何提供協助，就不要做任何事情。你的情緒高漲，將會讓孩子的情緒也跟著高漲。
3. **匆忙**：從過度負荷中恢復，可能要花很長的時間。有些孩子需要幾個小時的休息時間。

有經驗的急診室醫師在訓練新醫師時曾經說過：「不要老想著做事，停在那裡別動！」當事情進展不太順利時，我們大多數人很難阻止停下來不做事，不過，與其埋頭苦幹，更重要的是觀察正在發生的事情，並且避免讓事情變得更糟。

Solving Executive Function Challenges: Simple Ways to Get Kids with Autism Unstuck and on Target, by Lauren Kenworthy, Laura Gutermuth Anthony, Katie C. Alexander, Monica Adler Werner, Lynn Cannon, & Lisa Greenman. Copyright © 2014 by Paul H. Brookes Publishing Co., Inc. All rights reserved.

96

・圖6.6・

活動同伴工作表

活動同伴
我們要去哪裡？
我們要怎麼去那裡？
誰會在那裡？
我們會看到什麼、會做什麼？
我們的目標是什麼？
我們的行程是什麼？
規則是什麼？
哪些可能出錯？
我們有B計畫嗎？

Solving Executive Function Challenges: Simple Ways to Get Kids with Autism Unstuck and on Target, by Lauren Kenworthy, Laura Gutermuth Anthony, Katie C. Alexander, Monica Adler Werner, Lynn Cannon, & Lisa Greenman. Copyright © 2014 by Paul H. Brookes Publishing Co., Inc. All rights reserved.

如何拆解任務並幫助孩子熟練新技巧

把任何對孩子來說困難的任務都拆解成小塊，直到他成功為止。範例：

- 如果孩子回答開放式問句十分吃力，例如：「今天在學校如何啊？」改問具體問句，例如：「今天午餐吃什麼？」
- 當你告訴孩子要整理房間，這時孩子開始抗議，或杵在原地發呆，你可以要求他把所有髒衣服放進洗衣籃，完成後再來找你進行下一步。當他完成每個小步驟，並向你報告時，記得以具體的讚美來獎勵他，或者給予他額外的積分或增強系統中對應的獎勵。
- 如果孩子看了一眼數學習題，然後就說他不會做，此時你可以用一張空白紙遮蓋其他題目，只留下這一題。
- 如果孩子一直拖延學校報告，請他就這個主題找一項資料來源，並且向你展示他找到什麼內容；或者設定計時器，讓他進行十分鐘後，再休息一下。

多步驟任務的三個R：清單（Recipes）、規則（Rules）、例行常規（Routines）。把多步驟任務的規則

98 和步驟逐一列出，也是很重要的事情。試問，當你在電視上看到一個厲害主廚，做了很複雜的一餐，關上電視後，你能夠不靠食譜，自己做出來嗎？一張清單或食譜對孩子會很有幫助，大部分困難的任務，都可以很有組織地以食譜或清單格式呈現。你會發現寫下步驟所花的時間，通常會幫你節省嘮叨或提醒所花的時間。在其他情況下，寫下來的明確規則是最有幫助的，能夠減輕你重述規則或執行規則的壓力。請見以下範例：

- 在一個白板或孩子資料夾的清單分頁中，列出以下任務的步驟，包括：長除法、寫一個完整段落、放學的時候整理書包，和其他常見任務，每項任務旁邊都有一個可以勾選的格子，來確認是否完成。
- 用書寫板夾著一張紙本清單，列出每天早上準備去學校的步驟（參見「**採取行動：建立晨間清單**」〔見本書P.188-189〕）。
- 將「家庭作業例行常規」設定在孩子筆記型電腦上自動跳出，或貼在他筆記本上的特別位置，註明需要依循的所有步驟：從寫下指派作業，到把書本放進書包。
- 「如何寫出紙本清單」，先腦力激盪想出主題與內容，再檢查文件的拼字。

- 如果清單上的許多步驟呈現看起來內容過多，可使用翻頁白板架。每個步驟寫在各自的索引卡上，再用串環串起來。
- 快樂遊戲日的三條規則（例如：讓客人挑選第一個活動），可以印在一張索引卡上，方便在玩伴到來之前複習。
- 電腦時間的規則（例如：遵守時間限制、禁止使用網路），可以張貼在電腦旁邊。

找出任務的哪個部分對孩子來說最困難。當孩子很難完成任務時，你要做的第一件事，是分析這項任務的各個部分，這麼做可以讓你瞭解有哪些環節可能出錯，並針對那個部分做處理。

記得提供恰恰好的支持；不多也不少。這一點已經在第二章討論過，不過提供不對的支持量是一個常見的錯誤，因此需要特別提醒。

具體協助孩子把新學的複雜內容解碼或拆解。

- **如果孩子無法成功地在操場和其他人一起玩**，請讓他去操場玩之前，先和他一起坐在長椅上討論，告訴他你所觀察到的事情。有誰在玩孩子喜歡的設施？在操場玩的人，有哪些是特別有趣、能一起玩的人，或是過去對他不好的人？

- **如果孩子對教室裡其他學生太粗魯**，請找一個安靜的地方和孩子討論，哪些具體行爲可能傷害了同學的感情，以及當他對同學感到生氣時，有哪些較合適的替代行爲。
- **幫助孩子連結過去所學的內容**。如果孩子在學校無法學習新的內容，試著連結到其它他已經理解的想法或觀念，或者將新資訊放在熟悉的情境脈絡中（例如：「這個百分率的數學問題，讓我想起你上週學的分數圓餅圖。」）。

採取行動

建立一套晨間清單

圖 6.7 呈現一個清單範本，用來建立晨間例行常規。

・圖6.7・

晨間清單範本

晨間清單		
8:00	✓	按掉鬧鐘
	✓	起床
		去浴室
8:05		吃早餐
8:20	✓	脫下睡衣，穿上衣服：
		內衣褲
		長褲
		襯衫
		襪子
		鞋子
8:30		刷牙
8:35		穿上外套
8:40		去搭校車

問題四：孩子不會聽我說的，也不想依循指示。
解決方法：少說一些，多寫一點。

為什麼要少說一些，多寫一點（當孩子的詞彙量比我還多時）？

自閉症類群的孩子需要視覺或聽覺上的一致性以及精簡的語言，來學習新技巧、執行例行常規，並解決問題。請回想上次你們一起組裝家具，或組合一個樂高模型。如果你和大多數人一樣，那你可能在過程中無聲地（或是小聲地）提示自己一些步驟。典型發展的孩子也會做一樣的事情。他們可以藉由別人說過的話、唸過的句子，或他們自己的話，來引導自己的行為。[6, 7]他們在解決數學問題、或在上床前收拾學校物品時，會幫自己唸出步驟。這種「自言自語」是一種協助規劃或組織行動的工具。它讓我們能應用之前所學的經驗，或曾經被告知的方法。這麼一來，我們就能記得自己的計畫與目標，以及達成目標所需要的規則與步驟。研究顯示，自言自語對很多自閉症類群的孩子來說，未必有同樣的效果。[8-11]即使對擁有大量語彙且基本語言能力不錯的孩子來說，在視覺提示下，這些孩子也會做得比較好。因此，自閉症類群的孩子，在沒有視覺提示或記憶簡單片語的情況下，只靠聽你說話就採取行動，往往是最容易失敗的。

如何少說一些，多寫一點

讓你的語言簡潔。盡可能減少文字、盡可能保持一致，幫助孩子記住他所學到的具體內容，並學會如何在困難的情況中，盡可能管理自己的行爲。這本書幫助你用一致的語言來教導如何保持彈性並聚焦在目標上。你已經學到一些關鍵字，例如：保持彈性，也學到一些腳本，例如「這是一件大事還是小事？」爲了借力使力，讓孩子在身處未預期事件或被要求的壓力下，仍然能夠以創意與彈性來思考，孩子的家長、老師、和治療師一致採用相同的語言和詞句是極爲關鍵的。孩子可以依靠這些明確的字詞，來促進對情境的瞭解。試著想像一下，你的學生原本要在下課時間展示寶可夢卡牌給你看，卻發現忘記帶了。他的臉部表情開始變僵，看起來快哭了、甚至要開始大叫。這時，你會怎麼反應呢？ 表6.2（下頁）列出了參考範例。

・表6.2・

少說一點並善用關鍵詞與腳本的範例

與其說……	不如說……
「我就知道沒有寫字條給媽媽，一定會發生這樣的結果。不必因為這樣就生氣。拜託冷靜下來。」	「這也讓我覺得挫折。我們必須要保持彈性。」
「好吧，所以我們不能在下課時間看你的卡片。我會幫你找到我們能做的其他事情。我希望我們可以去散個步，或者我們也可以玩個遊戲。」	「我們的A計畫不可行了。讓我們來設定B計畫。」
「不要表現得好像這是世界末日。下次你可以直接秀給我看啊。這並不代表一整天都被毀了好嗎？」或「我知道這感覺像是一件大事，不過這其實沒那麼嚴重。」	「這是一個嚴重的大問題，還是一個小問題？」（停頓一下，聽答案）「我們怎樣把它變成一個小問題？」

提供視覺提示。我們提供了一些視覺提示的想法，來建立新的執行功能技巧，不過，如果孩子依循多步驟程序時遇到困難，或無法靠一己之力完成一些事情，你也可以利用這些技巧（例如：在紙上寫下名字、離開房間的時候把燈關掉、沖馬桶）。給他一個提醒，像是利用圖片、書面清單，或是其他視覺提示。舉例來說，你可以貼一張便利貼在浴室的鏡子上、在衛生紙或水龍頭的旁邊，寫上

「沖水！」，或者使用白板，寫下完成學校功課所需要的每個動作。

不要用說的，用寫的。部分自閉症類群孩子對寫下來的要求比口頭要求反應要好。同樣的，白板是非常好用的。如果當你要求一個孩子做一些事情，他的反應很差，你發現自己捲入了不斷升高的權力對抗中，試著在白板寫下你的問題或要求，再交給他一支麥克筆。這樣，往往你會得到較多建設性的回應。 102

善用流程圖。另一個特別有效的技巧是流程圖，讓孩子重播一次發生問題的劇本，再以他期望發生的方式重新改寫。這些流程圖內建一個合乎邏輯的進展，以視覺化的方式爲孩子呈現出一個事實——有問題的劇本產生不了他所想要的結果。圖6.8（下頁）是一個流程圖範例。

採取行動

少說一些，多寫一點

在家裡房間、學校教室、治療師辦公室裡準備白板。

・圖6.8・

視覺提示：流程圖範例

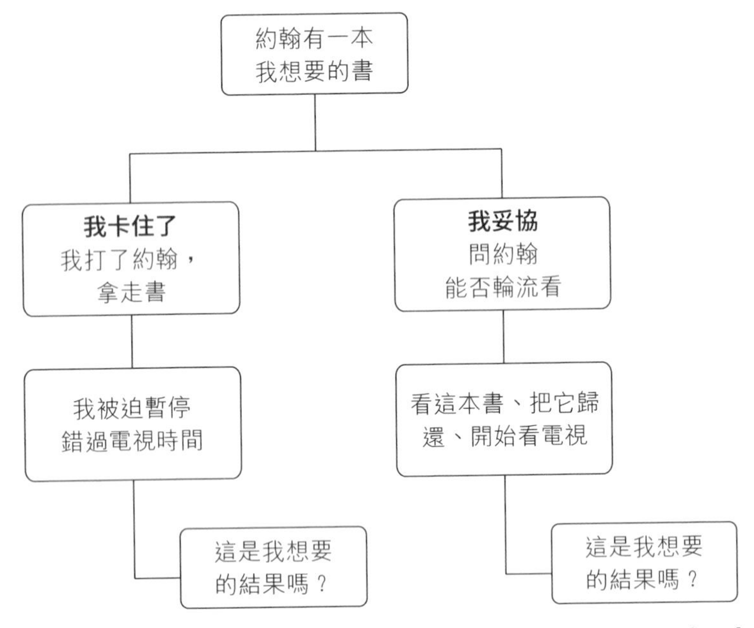

(From Cannon, L., Ken- worthy, L., Alexander, K.C., Werner, M.A., & Anthony, L.G. [2011]. *Unstuck and on target!: An executive function curriculum to improve flexibility for children with autism spectrum disorders, research edition* [p. 72]. Baltimore, MD: Paul H. Brookes Publishing Co.; adapted by permission.)

103

問題五：有時候我覺得超過負荷，自己也無法保持彈性。

解決方案：先幫自己戴上氧氣面罩，這樣你才能為孩子示範何謂保持彈性。

我為什麼要照顧好自己（當我的孩子有困難時）？

教養、教導或治療孩子，既充滿成就感，也充滿壓力。研究顯示，養育自閉症群孩子對家長而言，可說是充滿壓力，甚至個人生涯必須做出很大的調整。[12,13]雖然老師所承受的壓力尚未被深入研究，但在融合教育中，老師們愈來愈常被要求在毫無奧援下，和發展遲緩的孩子一起工作，因此我們有充分理由相信，他們也正經歷著壓力，而且時常感到無力承受。

還記得你上次搭飛機的時候，機組員指示乘客，如果機艙內部失壓，請先幫自己戴上氧氣面罩，再去幫忙別人嗎？他們這麼說，是因爲你必須先自己能夠呼吸，才能有效地幫助孩子，同時你也在示範給孩子看，你如何照顧自己。如果你是家長，不要忘了每個家庭成員都需要得到和自閉症孩子一樣多的愛和支持。請做對自己好的事情，鼓勵家庭中其他的成員也這麼做。當你做到一些困難的任務，記得也要獎勵自己！不論你在孩子的生活中扮演什麼角色，不要忘了，只有當你有足夠的能量示範好的問題解決、彈性思考、與目標導向的行爲，你才有最佳狀態支持孩子的學習。

冰箱請備貨充足

身兼母親和作者的布蘭達・伯伊德（Brenda Boyd）建議「冰箱訣竅」：就像你定期幫冰箱補貨，好讓身邊總有一些東西可以食用，你也需要經常關注自己的需求，這樣才能在教養子女不可避免的挑戰時刻，保持耐心與韌性。[14]

104 如何照顧自己

創造一個支持圈。雖然本節的許多具體建議和家長最直接相關，但孩子的老師與治療師同樣需要被支持，這是一個非常重要的基本原則。如果你和自閉症類群的孩子一起工作，請確認你有一位同樣瞭解此症的同事，讓你可以跟他討論和孩子有關的事，因爲有些時候孩子會讓你感到困惑或挫折。請常常向許多不同的人尋求協助。列出一張你可以求助的「首選」名單，包括：會以孩子最佳利益爲中心、值得信任的人，還有即使孩子搞砸了，依舊相信他是一個好孩子的人。你可能需要正式邀請這些人成爲孩子支持圈的一員。事實上，願意提供協助的人遠比你想像的還多，前提是你必須提出要求。試著盡可能提出明確的請求，即便請陌生人協助也是可以的。下次當你的孩子在公共場所炸鍋了，請向那些對你投擲不屑眼神的人採用以下的腳本：「我的孩子有自閉症（或腦部疾病，也可用任何你覺得說出來不會不舒服的標籤），我們現在必須等候他的風暴過去。你可以幫忙他（或幫我）找一罐水嗎？這麼做，通常會有幫助。」一些家長會帶著解釋自閉症的卡片，發給「好奇」的旁觀者，把發脾氣變成是一個教育機會。當你提出明確的訴求時，大部分人是有同理心的。

建立一個能夠處理孩子需要的治療團隊，並且為你提供肯定與支持。建造團隊需要花時間，也需要你進行一些斟酌和比較；至少孩子的學校老師、醫師、心理師、語言治療師、職能治療師、及其他護理人員都必須一致地讓家長參與治療過程，並認同孩子的強項優勢、尊重家庭、彼此溝通，針對孩子和家長認爲重要的問題，盡力促成孩子行爲與技巧建立的正向改變。

家長也是一個團隊。在兩位家長中，通常其中一位不僅擔負每天生活照顧的主要責任，也對自閉症變得瞭若指掌。這位家長開始比另一位家長（或照顧者）使用更多專業語言。這可能會對另一位家長造成負擔，讓他不只和孩子疏遠，也和主要照顧的配偶關係逐漸疏遠。然而，當兩位家長都盡可能參與，溝通會變得更容易，兩位家長都能對孩子的發展，有各自的獨特貢獻。

分享你的感受與經驗。找到一個人（例如：伴侶、朋友、家庭、靈性導師〔spiritual leader〕或醫師）讓你可以訴說你的感受。許多家長會發現支持團體是有幫助的，老師通常是家長的非正式支持團體。如果身邊的支持團體不適合你，可以考慮加入線上群組。你常會從中發現其他人跟你有共同的難題與勝利，其他老師與家長可以是大量實用知識的來源。研究告訴我們，任何社交網絡都是一個強有力的媒介，可以改善一個人的整體幸福感，以及因應問題的能力，因此找到一個有共同興趣的團體，也會很有幫助（例如：嗜好、運動、戶外活動、宗教或靈性信仰）。

滋養其他你愛的家人。大部分有自閉症孩子的家長在其他親密關係上，會感覺到關係緊繃。通常伴侶對於孩子的診斷，也有不同的情緒反應、有困難彼此分享內心的感受，對於評估與治療進行的方式也難免彼此不同意，另外還面臨家庭財務與時間限制的壓力。請彼此對話，保護你們在一起的時刻，試著避免彼此評斷。試著和其他孩子與家人一起度過一些特別的時刻。

分開與征服。全家人或全班一起的活動，可以是愉快而好玩的，但也可能帶來壓力。因此常演變成由家長或老師中的其中一位照顧自閉症類群的孩子，而另一位照顧其他孩子。自閉症類群孩子的家長與老師常會發現，自己在閒暇時間會自動走向兩個不同的方向（照顧自閉症類群孩子或非自閉症孩子）。下次試著兩者交換一下。

家長們，請給自己一些休息時間。

- 研究並瞭解所在地區的暫托服務（或稍喘息服務）。暫托服務包括：到宅或機構照顧兩種，讓你有自己的時間，或是和其他家人相處。如果你找不到地區上的臨時照護，你也可以自己訓練或雇用人員。參考本節後面的「**採取行動：尋找臨時照護**」。
- 可考慮爲自閉症類群孩子特別設計的營隊，或尋找特別爲有自閉症孩子的家庭設計的親子營隊。

有些家長必須發揮創意，每週抽出時間參加一些能讓他們恢復電力的活動。你可以找到其他有特殊需求孩子的家長來交換照顧嗎？如果趁著孩子上學的時間報名運動課，或在當地動物收容中心擔任志工呢？趁著孩子上學的時間，安排每週一次和配偶或伴侶共進早餐或午餐如何？

你的自閉症類群孩子會讓你想到某個人嗎？接受孩子的挑戰，可能包括了面對自己或你所愛的人的困難。自閉症類群的特質，包括：社交沉默、視覺思考、高度專注於興趣、喜歡例行常規，這些特質往往有家庭聚集現象*。通常，孩子的診斷讓家庭成員更瞭解自己，並且以嶄新的、

---

* 譯註：在同一個家庭的不同或成員身上可以觀察得到。

賦能的方式瞭解自己與彼此。這麼做可以增加寬容，並強化彼此的關係，不過也可能讓家長們更挫折，或者因爲自己或另一半的特質而感到生氣。如果你認爲孩子遺傳你或伴侶的弱點，不必因此感到內疚。孩子也同時遺傳到你的許多強項，你正積極尋求評估與介入，來發揮這些優勢。

採取行動
尋找臨時照護

大部分家庭都會雇用保母；自閉症類群孩子的家庭不只需要更多照顧，也需要特別有技巧的照顧者。以下是**臨時照護**的一些建議：

- **雇用特殊幫手**。一位經驗豐富的家長建議：「我成功地找到一些願意提供在宅照護的大學生或研究生。我曾在Craigslist*上貼廣告，也曾在大學電子布告欄有一些成功經驗。直接和教育學程、特殊教育系、心理系聯繫也是一種方式。當家裡的狀況著實艱難，我甚至會雇用兩、三個學生，並且讓孩子的行爲諮商師直接訓練他們。接著，他們就在家裡和我們工作一陣子，直到我們放手交給他。」見圖

* 譯註：Craigslist是美國二手網路交易平台。

6.9徵求保母的廣告範例。

- **尋找免費的臨時照護**。洽詢各州或各縣市的組織或非營利組織，例如The Arc自閉症臨時照護（autism waiver services）與宗教團體。許多團體提供申請經費，或提供免費或折扣的喘息服務。一些高中生需要社區服務學習時數，童軍團也可能願意免費提供一些協助。大學組織可能也有學生社團願意和社區團體配合，幫忙一起找適當的臨時照護或其他支持。

·圖6.9·

尋找臨時照護樣本

尋找研究生或成熟的大學生，工作時間為每週兩天，下午四點至八點，監督一個非常聰明、口語能力極佳的九歲自閉症類群的男孩。對心理學或特殊教育感興趣或有經驗者尤佳，接受過應用行為分析(Applied Behavior Analysis)訓練者優先錄取。必須樂於投入工作，性格具有創意、相處有趣、堅定樂觀、正向堅強、有自信。意者將提供專業治療師的培訓。入選者須和全家吃晚餐，並監督下午與晚上的活動，包括：遊戲、家庭作業和洗澡。可能有機會申請實習學分。

薪資：市價行情

問題六：孩子一旦卡住或過度負荷，需要花很長的時間才能解開。
解決方案：準備好因應策略。

為什麼要準備因應策略？

對自閉症類群孩子來說，每天的日常生活通常都是壓力沉重的。保持彈性、處理社交情境、理解並處理自己的感受，都不是容易的事。對很多自閉症孩子而言，即使日常生活的景象與聲音按平常的節奏進行，都可能造成過度負荷。他們可能因為誤解情境，或聚焦在負面經驗，因而很快地搞砸事情。當自閉症類群孩子卡住或承受過度負荷，他可能不會意識到自己壓力逐漸爆棚，直到不可避免地發生崩潰。因此，教導簡單的因應策略來幫助自閉症類群孩子能夠意識到自己的感受，並且冷靜下來，是非常必要的。這會同時減輕你和孩子的生活壓力，並為孩子創造更多時間來接收學習。

如何準備因應策略

採用視覺評估系統來發現並改變感受。視覺化評估

108

量表對許多自閉症類群孩子來說，是非常有幫助的，特別對量化如感受之類的抽象想法，格外有用。孩子的感受可以用視覺化的方式呈現，例如：溫度計、里程計、數軸或其他裝置；這些表現都能讓孩子用視覺化的方式評估他們的感受。溫度計有兩個目的：①可以幫助孩子發現自己的感受、②孩子更容易透過改變想法或行爲來改變感受。（例如：「我覺得無聊嗎？也許我應該試著想一些有趣的事情來做。」「我覺得生氣嗎？也許我應該試著冷靜下來。」）你也可以使用心情溫度計，來讓孩子看看該如何操作（例如：「塞車讓我覺得非常沮喪。我覺得我現在心情溫度計上應該是七分。你可以陪我玩我是小間諜桌遊，幫助我冷靜下來嗎？」）不管孩子覺得很棒、覺得普通，或覺得很難受的時刻，如果你規律地和孩子一起用這些陳述來確認各種狀態下的心情，就能夠讓它發揮最好的效果。當孩子很掙扎的時候，這個評分可以搭配一個有效的因應策略（例如：深呼吸三下，想想最喜歡的地方，休息一下）。**參見本節後面的「採取行動：心情溫度計」**（見P.209）。

因應策略：幫助孩子列出讓自己冷靜的策略清單。你可以使用**採取行動：因應策略實驗**（在本節後面的內容），來幫助孩子藉由實驗發現哪些技巧是最有效的。爲不同情境，準備多個不一樣的策略（例如：在車上、在商店、下課時、在朋友家）。

因應策略

在外面
- 賽跑
- 搖晃
- 運球

休息一下
- 懶骨頭座椅
- 耳機
- 軟枕頭

可以吃的
- 喝水
- 喝果汁
- 吃一些有嚼勁的東西

音樂
- 聽音樂
- 哼音樂

其他

- 閱讀
- 畫畫
- 看期刊
- 深呼吸
- 正向思考（例如：在海灘上）
- 泡澡、按摩腳

具體提醒。對很多孩子來說，具體提醒因應的策略，會很有幫助。

- **創造一個冷靜盒**：準備一個盒子，在孩子的幫忙下，把能夠平靜心情的東西或活動放進盒子當中。紙張、麥克筆、可以擠壓的球、人偶、樂高積木和其他小物品，都可能有幫助。當孩子需要時，冷靜盒應該隨時可以使用。一些有趣的活動，也可能有幫助（例如：瘋狂填字〔Mad Libs〕*、漫畫）。
- **因應卡片**：寫下來、畫出來或選擇圖片來代表孩子所選擇的因應策略。你可以用分層卡片，加上一個串環，方便孩子輕鬆翻閱。最喜歡的活動、或令

* 譯註：瘋狂填字（Mad Libs）是一款填字遊戲。

人放鬆的地方的圖片，可以提示自己保持冷靜。

使用因應策略的激勵措施：獎勵孩子能為自己的心情評分，並參與因應策略的設計。一開始，孩子可能需要大量的結構與提示才會採用因應策略，你也可能需要為此提供具體的激勵（例如：每次孩子因為太高興或太沮喪而採用因應策略時，就可以額外得到5分）。當他經歷挫敗，又能在情緒上漲到底之前能有效擁抱一個因應策略，此時應該給他最大的獎勵。

電影、書、電視、生活：每天的生活和媒體提供許多觀察人們各種情緒的機會：在超市裡一個煩躁的孩子、一個人平靜地在泳池上漂浮、電影裡一個悲傷難過的女人。把它變成一個和孩子玩的遊戲，讓電影或生活時刻「定格」、辨識人物的感受，並盡可能利用視覺評分系統。你也可以延伸去問，「你為什麼認為他會有這種感受？」如果人物心情沮喪，「他可以怎麼做讓自己覺得好一點？」

注意平靜或快樂的時間。當事情正在延燒或壓力正大的時候，我們很自然會想到擬定因應策略，但是快樂與平靜的時候也應該標記出來。不要只問孩子煩躁時的感覺，也要記得問孩子快樂時的感覺。你不希望只把溫度計連結到糟糕的感受，孩子也需要能辨識良好的感受。當孩子覺得平靜時，往往是練習策略最好的時候。

示範保持彈性與平靜。如果你很固執，怎麼教孩子保持彈性呢？家長、老師或其他重要大人，有時也需要保持彈性。當孩子變得煩躁時，你需要使用自己的因應策略，保持一個清醒的大腦來幫助孩子（見下頁表6.3）。記得，孩子需要你清晰且平靜地給他線索，他才能使用因應策略。如果每個人都「理智斷線」，因應策略就會被忘記。培養使用因應策略的習慣需要堅持與耐心。首先必須認清一個事實，要把糟糕的感受轉換成是有效的因應方式，剛開始幾次的嘗試一定是特別困難的。請記得，有時候孩子的情緒是如此強烈，你需要記得急診室醫師的建議：「不要老想著做事，停在那裡別動！」（圖6.5，見P.182-183）（也就是說，先等候風暴過去，再試著提出因應策略）。一旦孩子比較平靜了，你可以和他一起回顧發生的事件，指出你觀察到他做了什麼，讓自己平靜下來。

如果你搞砸了：如前所述，沒有人總是完美。有時候，你可能和他陷入對峙，情緒高漲而不是緩和；你情緒失去控制，說出了一些你不想說的話，或者你準備要處罰他，即使你原本沒打算這麼做。發生這種狀況，請原諒自己，對自己多一點耐心。這是一個很棒的機會，跟孩子示範重要的人生技巧——如何道歉、承認自己犯了錯，並試著讓事情導向正確的發展。避免假裝它沒發生過；面對它、放下它、繼續前行。

・表6.3・

陷入對峙與耐心

陷入對峙的方式	其他方式
老師：瑪莉，請開始做妳的數學功課。 孩子：再等一下。	老師：瑪莉？ 孩子：等一下，讓我完成這一頁。
老師（不耐煩）：瑪莉，我已經提醒過妳一次了。我希望妳現在立刻做。	老師（短暫等候後，允許瑪莉轉換注意力）：數學課再五分鐘就開始了。妳需要做什麼？ 孩子（檢查清單）：我需要拿出數學課本、功課和鉛筆。
孩子：不要。 老師：瑪莉，如果妳不現在就做，妳會得到零分，而且不准下課！ 孩子：妳除了欺負我以外，沒有其他好事可做嗎？（丟功課和鉛筆。） 老師：妳現在就去見校長。	老師：妳有五分鐘，妳什麼時候想要開始？ 孩子：我現在就開始，不過如果我有剩下的時間，我可以回去看我的書嗎？ 老師：當然可以，只要妳可以現在先放下書本，因為數學課已經開始了。

採取行動

因應策略實驗

和孩子一起做實驗，找出你們兩人都能使用的因應策略，設計一個遊戲。選擇一個你們都平靜的時間，嘗試下頁圖6.10的策略，並加上你們可以想到的任何其他策略。

採取行動

心情溫度計

幫助孩子正確地辨識感受的強度（下頁圖6.11）。在孩子平靜的時候開始練習，再慢慢應用到需要因應策略的時刻，讓他爲自己的感受強度做評分。當孩子主動選擇採用策略，而不是被告知要採用策略，那麼這些策略會更有效！

‧圖6.10‧

因應策略實驗工作表

因應策略實驗

因應策略	這個策略多有效					我喜歡這個策略	我不喜歡這個策略
	1 無效	2 一點點	3 有一些幫助	4 有很大的幫助	5 我覺得好多了		
深呼吸五下							
閉上眼睛，想一個快樂的地方（例如：海灘）							
閉上眼睛，想一個你最喜歡的活動							
在戶外跑（可以繞著房子或球場）							
嚼一片口香糖							
喝水							
休息一下							
閱讀							
畫畫							
自己想的策略：________							
自己想的策略：________							

From Cannon, L., Kenworthy, L., Alexander, K.C., Werner, M.A., & Anthony, L.G. (2011). *Unstuck and on target!: An executive function curriculum to improve flexibility for children with autism spectrum disorders, research edition* (p. 73). Baltimore, MD: Paul H. Brookes Publishing Co.; adapted by permission. Copyright © 2011 by Paul H. Brookes Publishing Co., Inc. All rights reserved.

In *Solving Executive Function Challenges: Simple Ways to Get Kids with Autism Unstuck and on Target*, by Lauren Kenworthy, Laura Gutermuth Anthony, Katie C. Alexander, Monica Adler Werner, Lynn Cannon, & Lisa Greenman. (2014, Paul H. Brookes Publishing Co., Inc.)

・圖6.11・ 113

心情溫度計（資料來源：Cannon, 2011.）

心情溫度計

我現在覺得如何？

1 剛好	2 溫暖	3 太溫暖	4 熱	5 火熱
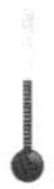				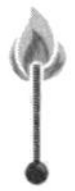

我希望覺得如何？

1 剛好	2 溫暖	3 太溫暖	4 熱	5 火熱
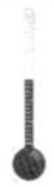				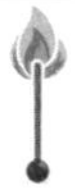

我需要使用因應策略嗎？

In *Solving Executive Function Challenges: Simple Ways to Get Kids with Autism Unstuck and on Target*, by Lauren Kenworthy, Laura Gutermuth Anthony, Katie C. Alexander, Monica Adler Werner, Lynn Cannon, & Lisa Greenman. Copyright © 2014 by Paul H. Brookes Publishing Co., Inc. All rights reserved.

114

問題七：有時我無法區分什麼是故意的不當行為，什麼是自閉症。
解決方案：思考「不能，而非不想做到」。

為什麼要當成是「不能」，而非「不想做到」？

昆斯（Kunce）與梅西博夫（Mesibov）[15]警告，當人們錯誤解讀自閉症類群孩子某些特定行爲背後的動機時，可能會發生危險的誤解：

> 錯誤理解孩子因爲此症所衍生的典型行爲，可能會把孩子的困惑、孩子需完成重複的例行常規、以及孩子執著於情境中不重要的細節，當作是他不順從、刻意表現的固執或缺乏動機。（p. 227）

自閉症孩子非常容易被誤解，因此理解自閉症孩子的觀點是很重要的，也需要付出加倍的努力。有時候，自閉症的特殊天賦——例如：豐富的詞彙量或絕佳的記憶力，可能會增加錯誤解讀的風險。例如：一個對物理學瞭解深入的孩子，怎麼可能不知道當面說我太胖是一件很沒禮貌的事？實際上，他真的認爲他只是在陳述一個事實，根本沒有想傷害別人。如果能透過自閉症類群障礙的濾鏡來看世界——依賴邏輯思考勝過情緒理解，也就能夠理解他們的觀點。阿里尼埃曼（Ari Ne'eman）指出這種換位思考的練習，「對於非自閉症專家（與家長）來說非常困難，可能遠比自閉症孩子試著理解非自閉同儕的觀點更加困難」（私人通訊）。同理心與理解是必要的；然而，只有充分理解行爲背後的原因，才能發生有效的教學與介入，進而改變行爲。

如何區分「不能」，而非「不想做到」？

是「不能」，還是「不想」？試著像偵探一樣，思考導致孩子行爲的原因。用一個實際例子來說明，強尼站在晚餐餐桌旁，對著妳的重要客人說：你必須滾出「我的座位」，此時與其認定孩子粗魯又令人尷尬（這兩個形容詞是一般聽眾可能的觀感），不如問問自己「這個行爲透露他遇到了什麼困難？」如果你不會因爲他沒戴眼鏡無法閱讀而對他生氣，那麼，你就不應該因爲他的自閉症類群障礙，無法閱讀社交線索，就對他生氣。如果孩子不做某件事，試著先想想看爲什麼他無法完成任務。下頁表6.4探討了自閉症類群障礙行爲背後令人困惑的原因。

・表6.4・

「不想做」或「做不到」

看起來不想做	實際上可能是做不到
「反對、固執」	認知缺乏彈性 避免過度負荷，以保護自己
「他想做時，就可以做到」	很難從一件事轉換到另一件事 難以注意到別人覺得重要的事
「以自我中心」	社交問題解決能力／心智理論缺損
「不在乎別人怎麼想」	難以理解細微的社交線索
「不去嘗試」	難以開始（啟動） 不能規劃，無法產出新的創意
「不想把好的點子寫在紙上」	精細動作困難，導致寫作困難 無法以讀者理解的方式組織想法
「馬馬虎虎、反常的」	執行功能不佳，難以自我監測 過度負荷
「不想控制、情緒炸鍋」	過度負荷 抑制能力或衝動控制缺損
「比較想要一個人獨處」	社交理解障礙 需要從處理複雜的工作中抽離休息
「不在乎什麼是重要的事」	自然聚焦於細節，難以理解「全貌」

From Cannon, L., Kenworthy, L., Alexander, K.C., Werner, M.A., & Anthony, L.G. (2011). *Unstuck and on target!: An executive function curriculum to improve flexibility for children with autism spectrum disorders, research edition* (p. 8). Baltimore, MD: Paul H. Brookes Pub- lishing Co.; adapted by permission.

尋求協助以區分「不能」與「不想」。雖然你已經掌握孩子的大量資訊，專業評估仍然可以再給你一些額外資訊。接受評估可以加強你對孩子的瞭解，也可以爲校內或校外其他服務的決策提供資訊。專業評估可以幫助你瞭解孩子大腦如何處理和產生資訊，幫助你理解他行爲背後所代表的意義。當孩子接受專業評估，試著理解評估的結果，如果你有困難理解評估結果，可以請教專業人士。評估的結果，再加上原本你對孩子的瞭解，一般將可以獲得以下建議：

116

- 明確且詳細地描述孩子的困難與優勢的面向（例如：執行功能、社交能力、語言、學業表現、動作技巧等）
- 解釋特定問題行爲，導因於孩子處理資訊和解決問題的方法差異
- 明確說明對孩子最適合的學習方式（例如：採用視覺或口語資訊、需透過重複與強記、需要提取線索，如提供多重選擇來回想資訊、很難以書寫方式呈現他的所知所學）
- 明確說明孩子的觀點（例如：孩子的夢想、喜歡與不喜歡的事物、恐懼害怕的事物、誘發焦慮的原因、希望、目標、信念與價值）

- 具體建議如何善用優勢與興趣來改善學校、家庭與社會功能，以及處理問題行爲
- 明確建議合適的配套措施（亦即：改變期待或改變環境）

代言人：當你理解哪些事物對孩子來說是困難的（或簡單的），你需要教育其他人哪些事情是孩子「無法」做到的，以便幫助他們做出適當的反應。通常，家長或其他照顧者不想告訴別人自己孩子的失能所在。自閉症類群孩子對他感興趣的大人和兒童，通常和一般人有不同的應對方式，如果你不給這個差異命名，其他人還是會這麼做。不幸的是，其他人所給的命名（例如：苛薄、粗魯、沒教養），往往比自閉症類群這個名稱更糟且更汙名化。你可以選擇不用自閉症類群的框架，而改用其他解釋，幫助人們理解並更好地回應孩子。有時候，用表達孩子的優勢來定義這個差異也會有幫助。舉例來說：「山姆是昆蟲專家，他有時會忘記其他人不像他那麼喜歡昆蟲。如果你覺得他談太多和昆蟲有關的事，請給他一個訊號。」

117

- 父母必須主動爲孩子代言，讓孩子能在學校接受個別化教育計畫（Individualized Education Program, IEP），包括：適當的配套措施以及教育目標。IEP

語言範本，請參見附錄B。對大部分家長來說，面對來參加IEP十幾位學校的工作人員，提出學校需要更瞭解孩子、並瞭解服務孩子的方式，這個任務都是十分焦慮的。家長必須帶一位代言人或親戚一起參加，並且記得自己就是最瞭解孩子的專家。

- 在學校和家庭之間，分享對孩子有效的溝通字彙。老師與學校治療師可能有重要資訊要和家長、與私人治療師分享，反之亦然。利用IEP與其他學校會議的機會，讓所有人同步，瞭解孩子是如何學習、主要的障礙是什麼、怎麼做可以避開障礙。確保孩子團隊的所有成員包括家長，能一起共享他們對孩子的理解，包括孩子做不到與不想做的事。
- 如果你認爲這些分享可以幫助他們更加支持孩子，請和其他親戚、學校工作人員、和社區成員分享自閉症類群障礙症的資訊。你也需要具體說明孩子的天賦，或誘發他們情緒的因子（例如：「瑪莉非常聰明，不過，她很難解讀情緒。你需要很明確地告訴她你的感受以及原因。」或「如果山姆覺得你用高人一等的語氣對他說話，他會反應激烈。他有大量的語彙，能夠瞭解你當面對他說的所有事情。」）。**參考本節後面「採取行動：解釋信的範本」**（見P.223）。

找出其他能為孩子代言、能支持並訓練孩子的人。「安心地址」（Safe address）是指一個理解自閉症類群障礙、隨時能幫忙分析孩子與他人互動的困難、解釋令人困惑的情境，以及爲孩子的需要出面並代言的人。作爲「安心地址」的人也會主動找孩子，規律地監督、指導並積極訓練技巧。家長可以是家裡的安心地址，不過，孩子在學校也需要另一位。這個人可以是任何一位成年人，孩子能認同且相處上覺得舒適，也有能力區分孩子不能做與不想做的狀態。沒有這樣的支持，自閉症類群孩子不可能學習保持彈性。自閉症孩子所經歷的困惑、社交孤立、嘲笑和霸凌經驗，都是一個個創傷事件，如果沒有適當的社會支持，可能加重孩子的焦慮、降低彈性、損害各方面的學習。

鼓勵自我代言。成年後要能成功的一個關鍵預測因素是知道如何求助與何時求助。你可以從給孩子腳本，讓他從爲自己代言開始。一些範本或腳本包括「我需要你幫忙OO。」「如果環境太吵，我很難聽你說話；我們可以換個地方說話嗎？」「我不瞭解你所說的。」「我很想跟你玩，可是，有時候我需要中斷休息一下。」

小心避免因為過度支持孩子，而造成對孩子的限制、或使他「不能」做到。

- **採用蘇格拉底法**，這是使用問題來刺激獨立思考與批判性思考的一種方法。爲了降低過度負荷，幫助孩子完成一個任務時，很容易陷入「幫他做」的模式。舉例來說，我們看到執行任務需要剪刀，我們很快地就會遞給孩子一把剪刀。雖然我們當下幫助了孩子，但是，這麼做常常阻礙孩子成爲一位獨立的問題解決者。當你開始用蘇格拉底法來增加孩子的獨立性，請先想想他已經知道的技巧與任務。例如：到了晚餐時間，你正在準備餐桌。你可以拋出一個問題：「我們有湯。要用什麼來喝湯呢？」藉由提出問題，讓孩子運用批判性的思考技巧，也讓他養成獨立解決問題的習慣。
- **知道何時退後**。除了思考如何應用蘇格拉底法，考慮你提供的提示類型也是很重要的事。如同在第二章所討論的，減少你對孩子的教導是很必要的，如此才能讓孩子能夠發展並獨立使用技巧。否則的話，你可能因爲幫孩子做得太多，讓他更加依賴你，製造他更多的「不能」。在等待自閉症孩子自己想到如何反應或解決方案前，你可能必須暫停一段時間。如果你能夠抗拒跳進去解決的衝動，那麼，得到的代價，絕對值得你耐心等候。

採取行動

給朋友與家人的自閉症類群綜覽

向朋友與家人解釋自閉症類群，以及此症如何影響行爲：自閉症類群障礙是由一組具體明確的表現所構成，包括社交溝通困難、限制且重複的行爲，對個體的發展與人際互動有巨大的影響。自閉症類群障礙可能的原因，包括：基因遺傳、產前感染或某些環境暴露、大腦的發展差異等等。大量研究結果指出，自閉症類群障礙是一種大腦疾患，而非不良的教養方式所造成的自閉症類群孩子表現的行爲可能很不典型，他們其實也不想讓自己這麼難搞，他們只是想做自己、想要更適當地回應環境。以下是自閉症類群障礙症常見的症狀與優勢，不過，沒有一個自閉症孩子會出現所有的症狀或優勢：

社交互動

- 想交朋友，但不知道該如何做
- 通常無法捕捉社交線索，也難以瞭解不成文的社交規則
- 通常沒有視線接觸
- 無法總是理解臉部表情和肢體語言
- 做出不適當的臉部表情

性情

- 和其他人有相同的情緒感受，但表達的方式不同
- 行爲表現誠實與正直
- 眞誠且開放
- 非常願意遵守明確的規則與時間表
- 具有迷人的天眞
- 通常具有強烈的幽默感

溝通

120

- 使用口說語言有困難，尤其是代名詞（我、你）、修辭與諷刺
- 使用背誦的片語或別人說過的話
- 別人對他說話的時候，可能不會回應對方
- 以不尋常的語調說話（例如：聽起來平淡無聊的語調）

思考

- 容易記住資訊，尤其是視覺資訊
- 擁有不尋常程度、優異的長期記憶力
- 特別注意細節，尤其是視覺細節
- 有絕佳的方向感
- 工作精準，是個完美主義者
- 依賴邏輯思考與依邏輯解決問題
- 能夠在他有興趣的活動上維持專注
- 對他的興趣有高度熱誠

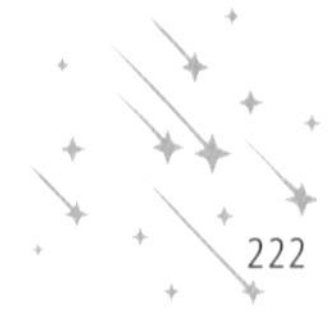

• 可能有特殊天賦

行為

• 對氣味、味覺、光線、聲音、疼痛或碰觸，顯得過度敏感或過於不敏感
• 表現出重複的身體動作
• 表現出有限的想像式遊戲
• 強烈反對改變；喜歡例行常規
• 經常發脾氣
• 興趣狹窄而強烈
• 無法離開感興趣的主題
• 即使在小團體中，也很容易崩潰
• 注意細節，不過可能忽略「全貌」

提供幫助的方式

• 自閉症類群孩子和一般人有相同的感受，請對這一點保持敏銳。當他們被排擠而受到傷害，他們的感受和一般孩子是一樣的。請先問自己，你如何讓他融入你所規劃的活動中。
• 如果孩子沒有視線接觸、聽起來很煩躁或很無聊、或者忽略你，請不要覺得生氣、被冒犯，這些行爲是因爲他大腦生理上的差異，而不是因爲態度的問題。
• 理解強光、音量大或強烈氣味，會令孩子極度崩潰，並感到痛苦。許多發脾氣的狀況都是因爲這些感官上的差異所造成。

- 使用具體、字面上的語言（怎麼說就怎麼做，怎麼做就怎麼說），遵守可預期的時間表。
- 認清縱使自閉症者在世界上有不同的生存方式，他們仍然有很大的潛力。

採取行動

解釋信的範本

在寫解釋信時，你應該盡可能表達明確，特別注意要涵蓋以下幾點：

- 預測可能的行爲（例如：「他不喜歡被碰觸。」）
- 提供行爲的解釋（例如：「他因爲自閉症，因此對一些碰觸會感到疼痛。」）
- 讓家長或孩子知道，在特定情境中，怎麼做會有所幫助（例如：「不要站得太靠近或推擠他」；「如果他已經很沮喪，試著退後一步，等他平靜下來。」）

如果你希望孩子參與社區活動能被其他人接納，你可以事先寄信給參與者（例如：在野餐活動前寄信給同學、教會教友、鄰居或同事）。下頁圖6.12展示解釋信的範本。

---

122 **‧圖6.12‧**

解釋信的範本

親愛的足球隊家長們,

　　我們的兒子加百利是足球隊的新成員，我們身為他的父母，想告訴大家一些和他有關的事。這是加百利第一次在融合情境中參與球隊。加百利有自閉症類群的診斷，這讓他很難控制自己的行為。他對事情的感受很強烈，要他控制自己的反應、接受他不贊同的事物、或從別人的角度看事情，通常不太容易。加百利也有和人社交的困難，有時會說出一些令人尷尬或不禮貌的話，但自己沒有意識到。加百利的語言能力常常掩蓋了他的障礙，因此他衝動的話語或動作，看起來好像是故意或粗魯。我們想讓您知道，有絕大部分的這些症狀或問題，我們正在和他一起面對與克服。

　　我們很願意討論這些問題，請儘管詢問。我們也想告訴大家，加百利也有許多優點：他很有幽默感、他非常善良而且有同情心，他很愛看書、同時也是一位很熱血的足球員。加百利是一個很難忽視的存在，不僅因為他的好，也因為他帶來的挑戰，我們很希望加入球隊會是很棒的經驗。如果他在球場中有一些艱難的時刻，您可以讓您的孩子知道加百利因為大腦運作不同而有障礙，有時候他所說的話和所做的事並不是故意的，他不是一個刻薄的壞孩子。加百利也知道自己有障礙，在我們的經驗中，這個障礙的概念對其他孩子會有幫助。非常謝謝您花時間看完這封信。希望這週末陽光燦爛。

加百利的爸爸媽媽敬上

問題八：孩子寧願花時間在螢幕前面，而不想跟人在一起。
解決方案：科技可以是你的盟友。

為什麼要讓科技成為我的盟友？

科技通常讓人聞之色變，因爲許多孩子過度投入使用電腦或其他3C電子產品。然而，善用興趣可以讓自閉症類群孩子，更願意接受具挑戰性的工作，這些是學習保持彈性與執行功能皆需要的能力。如果能搭配適當的管理（**請見本節的清單：馴服野獸**），各種電腦設備皆可爲孩子的執行功能提供一個客觀中性的支援。大眾行銷增加這些產品的吸引力；在電子裝置中，孩子喜歡智慧型手機、平板電腦、筆記型電腦以及其他電子設備。更重要的，電腦不管大或小，對許多自閉症類群孩子都是很有吸引力的，因爲它恰好可以補足自閉症者最缺乏的能力。藉由支持以下技巧，電腦讓孩子可以一次處理一個問題，避免因爲同時進行社交互動、執行功能與動作要求而發生過度負荷。

- **動作技巧**：電腦，尤其是觸控螢幕，降低了精細動作的負擔，對抗拒紙筆書寫的孩子，特別有幫助。

- **組織能力**：電腦提供一個自動且中立的系統來製作清單、設定提醒功能、並組織資訊與任務。這代表已經過度負荷的孩子，不必再忍受大人的碎唸提醒。更進一步，孩子可以在電腦上創造他自己的組織系統，增強他的擁有權與動機。科技能以易於取用的格式儲存資訊，也幫助孩子避免過度負荷，例如：一鍵跳出清單、日曆上的提醒功能、自我監測提示等。
- **保持彈性**：電腦可以用使用者偏好的設定來重新格式化，而且一旦設定完成，就能維持相同的格式。這和家長或老師所給的指示不同，你在電腦上執行的功能，每一次都是完全相同的步驟。
- **社交技巧**：科技不會增加更多社交要求，不會讓完成任務變得複雜。
- **處理速度**：使用電腦和與人互動不同，孩子在電腦上工作可以設定互動的節奏。遇到熟悉的材料，孩子可以快速移動瀏覽，遇到比較困難的材料，也不會被催促前進。透過科技進行社交溝通（例如：社交網絡、簡訊），能夠減慢互動速度，並允許思考與內省的時間。使用線上溝通方法，可以在沒有即時互動的壓力下，藉由鼓勵相互性、適切性、與關係建立，逐漸開啓社交互動。

- **動機**：提升自閉症類群孩子動機最有效的方式，是運用和他特殊興趣有關的非社交性獎勵，常見的就是「科技」。科技本身就可以當成獎勵，某些方案藉由有吸引力的遊戲來協助孩子培養並建立技巧。這在許多學習方案都是相當常見的，因此，讓科技爲孩子服務，並請利用科技來支援他們的執行功能。

如何讓科技成為你的盟友？

科技應用的頻率每天都在持續上升，各種彈性設計的可攜式電腦，種類也不斷增加。手持裝置的「應用程式」（Apps）同樣有大幅成長，受歡迎的程度與親近性也有爆炸性地提升。本書雖然無法即時提供最新的細節，倒是可以提供一些科技運用的基本原則。

手持裝置有助於組織例行常規、時間表與清單。

124

- 雖然這些功能都可以在筆記型電腦上完成，但手持裝置比較不那麼笨重。
- 手持裝置上的日曆不只是電子視覺時間表。它還可以同時設定提醒功能，並連結到清單（例如：課堂結束設定提醒，並連結到使用「下課清單」的提示）。
- 孩子可以用同一個日曆的「預約」功能，管理新的家庭作業、以及和老師與治療師的會面時間。

- 許多孩子記得在指定作業的那天寫進行事曆，但卻沒有把必須完成或繳交的日期寫進日曆。手持裝置對這個問題也可以幫上大忙，設定手持裝置可以自動提示孩子完成這些步驟。
- 缺乏組織能力的孩子通常最難同時應用他們已知的知識。例如，他們可以完美做到例行在下課前記下家庭作業，但是卻常常忘記依照時間完成它。手持裝置如電腦，就有內建具鬧鈴功能的日曆，能夠設定關鍵時間，提醒孩子執行例行常規、準時赴約、或與老師會面。

筆記型電腦和平板電腦可以支援做筆記與書寫。電腦可以減輕孩子的壓力，降低過度負荷，甚至減少對書寫任務的抗拒，讓孩子能妥善運用所有重要的學習技巧，清楚表達自己的想法。

- 對痛恨書寫、甚至在多年職能治療後，仍然寫字歪扭、難以辨識的孩子來說，筆記型電腦和手持裝置彷彿是新的輔具。在這些紙筆書寫極其困難的孩子當中，有不少卻可以靈活使用鍵盤或兩指打簡訊（有些孩子甚至可用一指神功飛快地打字）。對於努力組織規劃與保持彈性的孩子，書寫已經是一個充滿挑戰的任務，降低手寫負擔，將更能提高書寫任務的產出。

- 筆記用的模板，例如：幫助組織主要想法與支持性的資料（兩欄的筆記本系統），可以幫助孩子在老師講話時，注意上課內容，並同時組織資訊。
- 電腦也有內建程式，可以協助孩子修正拼字與文法，讓孩子一邊修訂，還能一邊維持版面整齊。這和歷經凌亂、撕裂和反覆擦拭的手寫作業，形成對比。

電腦可以有效教導新技巧。電腦程式可以教導打字技巧、數學概念、辨識臉部表情和累積字彙等，對自閉症類群孩子來說，對於用電腦來學習通常具有高度動機。理由之一是這個做法比起傳統教學，提供了更豐富的視覺資訊。因此，它們也是主題研究、擴大知識基礎的絕佳工具。另一個以電腦爲基礎的優勢是可以自己設定學習進度，允許孩子在可以的時候快速學習，必要的時候則放慢速度學習。

電腦幫助孩子有效呈現資訊。簡報軟體與其他軟體讓孩子能有效呈現視覺和語言資訊。不管是創作文字或圖片，電腦都可以讓孩子製作與編輯作品，不會出現精細動作的顫抖或凌亂擦拭的情況，進而產出一份你們都會眞心感到驕傲的成果。

手持裝置愈來愈能幫助孩子自我監測。手持裝置提供易於存取的格式，方便孩子爲自己評分感覺或任務的困難度，或進行其他的自我監測。有些軟體提供使用者友善的個人化清單，讓孩子可以監測自己的情緒、以及對不同情境的反應，並記錄所使用的因應策略。然後這些資訊可以下載、繪製成圖表，也可以作爲討論素材。這些是由孩子所產出的「客觀資料」，而不是來自大人的「批判性評論」。這類系統讓大人可以觀察孩子並同時評分，也可以回饋給孩子做比較，讓孩子看到自己在不同任務上的行爲表現。

馴服野獸：教育與家長控制：使用科技也有它的缺點，必須要小心處理。

- **許多孩子結束電腦時間有困難**，尤其是他們玩遊戲的時候；當他們在看不適當或令他們分心的網頁、程式、或活動時，有時也很難停下來。重點在於，如何管理孩子花在電腦上的時間，以及他們所接觸的內容。這裡再次重申，科技是你的盟友，近年有大量的電腦監控程式被開發，讓家長得以限制孩子能觸及的程式與網站，並可設定在一天中的特定時段使用，以及使用時間長度。許多家長覺得，設定在一段時間後自動關閉電腦的軟體特別有用，使用複雜的網路控制來預防孩子接觸某些特定網頁、遊戲或網路，也十分重要。

- **電腦可能讓孩子接觸有害或違法的網路內容**。本節前面所提到的網路控制可幫助你監測並限制孩子可觸及的內容。此外，我們也建議明確教育孩子有關電腦社交網絡的危險性。請解釋給孩子聽，他發布在臉書等網站上的內容是永久且公開的訊息；此外，不論是實際參與或旁觀與性、霸凌、及其他網路評論，都代表他參與其中，意味著他就是共犯。另外，警告孩子網路讓侵略者很容易接近他。有許多網路教育與問題覺察方案相當不錯，同時強調網路的正向與負向力量。
- **部分學校會禁止手持裝置的使用**，不過這個問題通常會在504*或IEP過程中做討論，並明確定義這類裝置是孩子重要的輔助科技。
- **科技是昂貴的，且體積愈來愈小**，這代表它很容易弄丟。弄丟是不可避免的問題，不過對許多自閉症類群孩子來說，科技的好處遠大於所付出的代價。

---

* 編註：這裡的504是指美國《1973年重建法案》（Rehabilitation Act of 1973）中的第504條。這個法案旨在保障身心障礙者的權益。

127

如果是爲了治療目的而使用這些裝置，可能有機會透過計畫申請、保險或非營利組織得到相關經費。你可能會想爲裝置買保險，或註冊一個計畫，讓你在設備遺失或遭竊時能定位它。

採取行動

研究手機應用程式（APPs）與電腦程式

市面上有許多有用的應用程式和電腦支援軟體，這些變化相當快速。建議可在網路或附近的電腦或3C店家研究一下，或詢問其他自閉症類群孩子的家長。研究有哪些程式可以幫助孩子追蹤家庭作業、完成每天的生活例行常規、記錄預約時間、組織書寫內容、放大列印、把語音轉成文字輸出、把文字轉成語音、監測並記錄他們的感受、獲得因應策略與執行功能策略及腳本等。

SOURCES
資料來源

1. Patterson, G.R. (2002). The early development of coercive family process. In J.B. Reid, G.R. Patterson, & J. Snyder (Eds.), *Antisocial behavior in children and adolescents: A developmental analysis and model for intervention* (pp. 25–44). Washington, DC: American Psychological Association. doi:10.1037/10468–002
2. Shores, R.E., Gunter, P.L., & Jack, S.L. (1993). Classroom management strategies: Are they setting events for coercion? *Behavioral Disorders*, 18(2), 92–102.
3. Flora, S.R. (2000). Praise's magic reinforcement ratio: Five to one gets the job done. *The Behavior Analyst Today*, 1(4), 64–69.
4. Frith, U., & Happé, F. (1994). Autism: Beyond "theory of mind." *Cognition*, 50(1–3), 115–132. doi:10.1016/0010-0277(94)90024–8
5. Kenworthy, L., Black, D., Wallace, G., Ahluvalia, T., Wagner, A., & Sirian, L. (2005). Disorganization: The forgotten executive dysfunction in high functioning autism spectrum disorders. *Developmental Neuropsychology*, 28, 809–827.
6. Baldo, J.V., Dronkers, N.F., Wilkins, D., Ludy, C., Raskin, P., & Kim, J. (2005). Is problem solving dependent on language? *Brain and Language*, 92(3), 240–250. doi:10.1016/j.bandl.2004.06.103
7. Vygotsky, L.S. (1962). *Thought and language*. Oxford, England:

SOURCES
資料來源

Wiley. doi:10.1037/11193-000

8. Wallace, G.L., Silvers, J.A., Martin, A., & Kenworthy, L.E. (2009). Brief report: Further evidence for inner speech deficits in autism spectrum disorders. *Journal of Autism and Developmental Disorders*, 39(12), 1735–1739. doi:10.1007/s10803-009-0802-8
9. Russell, J., Jarrold, C., & Hood, B. (1999). Two intact executive capacities in children with autism: Implications for the core executive dysfunctions in the disorder. *Journal of Autism and Developmental Disorders*, 29(2), 103–112. doi:10.1023/A:1023084425406
10. Whitehouse, A.O., Maybery, M.T., & Durkin, K. (2006). Inner speech impairments in autism. *Journal of Child Psychology and Psychiatry*, 47(8), 857–865. doi:10.1111/j.1469-7610.2006.01624.x
11. Joseph, R.M., Steele, S.D., Meyer, E., & Tager-Flusberg, H. (2005). Selfordered pointing in children with autism: Failure to use verbal mediation in the service of working memory? *Neuropsychologia*, 43, 1400–1411.
12. Abbeduto, L., Seltzer, M.M., Shattuck, P., Krauss, M., Orsmond, G., & Murphy, M. (2004). Psychological well-being and coping in mothers of youths with autism, Down syndrome, or fragile X

syndrome. *American Journal of Mental Retardation*, 109, 237–254.

13. Lounds, J.J., Seltzer, M.M., Greenberg, J.S., & Shattuck, P. (2007). Transition and change in adolescents and young adults with autism: Longitudinal effects on maternal well-being. *American Journal on Mental Retardation*, 112, 401–417.
14. Boyd, B. (2003). *Parenting a child with Asperger syndrome: 200 tips and strategies*. London, England: Jessica Kingsley Publishers.
15. Kunce, L., & Mesibov, G.B. (1998). Educational approaches to highfunctioning autism and Asperger syndrome. In E. Schopler, G.B. Mesibov, & L.J. Kunce (Eds.), *Asperger syndrome or high-functioning autism*? (pp. 227– 261). New York, NY: Plenum Press.

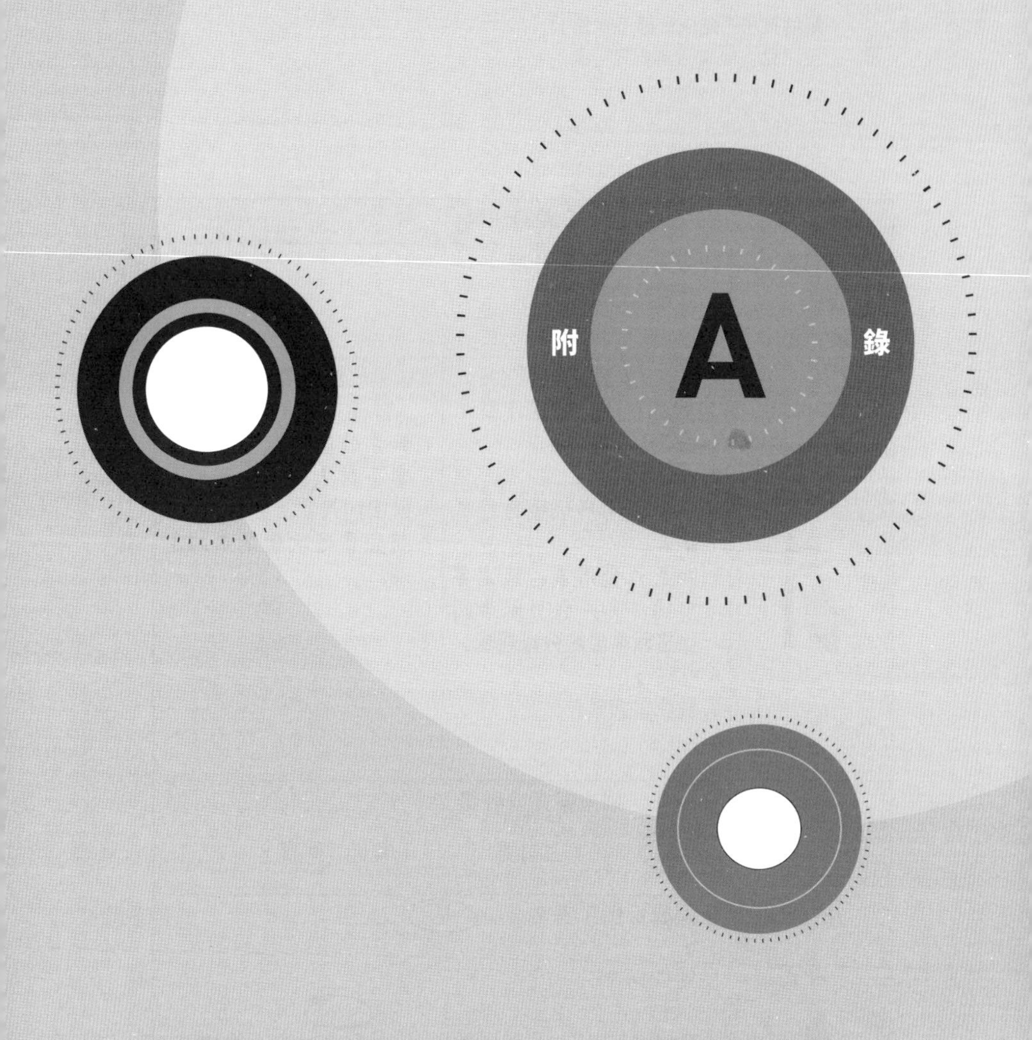

目標、計畫、執行、檢查範本

From Cannon, L., Kenworthy, L., Alexander, K.C., Werner, M.A., & Anthony, L.G. (2011). *Unstuck and on target!: An executive function curriculum to improve flexibility for children with autism spectrum disorders, research edition* (pp. 140, 143). Baltimore, MD: Paul H. Brookes Publishing Co.; adapted by permission. Copyright © 2011 by Paul H. Brookes Publishing Co., Inc. All rights reserved.
In *Solving Executive Function Challenges: Simple Ways to Get Kids with Autism Unstuck and on Target*, by Lauren Kenworthy, Laura Gutermuth Anthony, Katie C. Alexander, Monica Adler Werner, Lynn Cannon, & Lisa Greenman. (2014, Paul H. Brookes Publishing Co., Inc.)

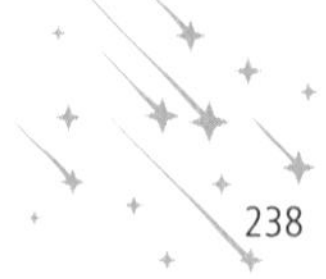

132

可能的任務		
目標	**我今天的任務是什麼？** 和亞當玩得開心	
計畫	**A計畫：** 我對任務的計畫是什麼？ 1.去亞當家裡接他。 2.去公園。 3.問亞當他想玩盪鞦韆或攀岩。 4.如果我覺得累、或需要中場休息，我可以告訴亞當我需要幾分鐘獨處。 5.吃點心。 6.載亞當回家。	**B計畫：** 替代方案是什麼？ 1.如果公園人太多，或亞當不想去公園，我們可以回到我家。 2.問亞當想玩樂高或踢足球。
執行	我用哪一個方案完成計畫？ A計畫　　B計畫　　其他（解釋）	
檢查	我達成目標了嗎？　是　否 做得如何？ 1　2　3　4　5 不太好　OK　很棒	

From Cannon, L., Kenworthy, L., Alexander, K.C., Werner, M.A., & Anthony, L.G. (2011). *Unstuck and on target!: An executive function curriculum to improve flexibility for children with autism spectrum disorders, research edition* (pp. 140, 143). Baltimore, MD: Paul H. Brookes Publishing Co.; adapted by permission. Copyright © 2011 by Paul H. Brookes Publishing Co., Inc. All rights reserved.
In *Solving Executive Function Challenges: Simple Ways to Get Kids with Autism Unstuck and on Target*, by Lauren Kenworthy, Laura Gutermuth Anthony, Katie C. Alexander, Monica Adler Werner, Lynn Cannon, & Lisa Greenman. (2014, Paul H. Brookes Publishing Co., Inc.)

可能的任務		
目標	我今天的任務是什麼？ 在社會研究測驗得到好成績	
計畫	**A計畫：** 我對任務的計畫是什麼？ 1.放學後吃點心。 2.做測驗的練習題。 3.趁媽媽改測驗的時候，休息10分鐘。 4.檢查我沒讀到的題目。 5.吃晚餐。 6.仔細做所有的教學卡片上的題目，我估計會花掉10分鐘。 7.看15分鐘電視。	**B計畫：** 替代方案是什麼？ 1.如果到今天晚上我還是覺得沒有準備好，明天去學校的路上，我會花10分鐘複習教學卡片。
執行	我用哪一個方案完成計畫？ A計畫　　(B計畫)　　其他（解釋）	
檢查	我達成目標了嗎？　(是)　　否 做得如何？ 1 不太好　　2　　(3) OK　　4　　5 很棒	

From Cannon, L., Kenworthy, L., Alexander, K.C., Werner, M.A., & Anthony, L.G. (2011). *Unstuck and on target!: An executive function curriculum to improve flexibility for children with autism spectrum disorders, research edition* (pp. 140, 143). Baltimore, MD: Paul H. Brookes Publishing Co.; adapted by permission. Copyright © 2011 by Paul H. Brookes Publishing Co., Inc. All rights reserved.
In *Solving Executive Function Challenges: Simple Ways to Get Kids with Autism Unstuck and on Target*, by Lauren Kenworthy, Laura Gutermuth Anthony, Katie C. Alexander, Monica Adler Werner, Lynn Cannon, & Lisa Greenman. (2014, Paul H. Brookes Publishing Co., Inc.)

134

<table>
<tr><th colspan="3">可能的任務</th></tr>
<tr><td>目標</td><td colspan="2">我今天的任務是什麼？
平靜且專注地完成今天的回家作業</td></tr>
<tr><td>計畫
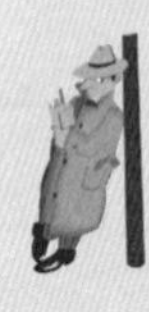</td><td>A計畫：
我對任務的計畫是什麼？
1.放學先吃點心。
2.花15分鐘做一些事情，幫助我感覺更放鬆（除了看電視以外）。
3.回顧我的回家作業，決定我做作業的順序。
4.決定我想先休息，我估計做功課和休息會花費30分鐘。
5.記錄心情溫度計（圖6.11）。
6.一次專注於一項作業，然後休息。
7.當我完成作業後，把作業放回我的資料夾，準備帶回學校繳交。
8.一旦我完成，再把資料夾放進書包。
9.看15分鐘電視。</td><td>B計畫：
替代方案是什麼？
1.如果作業太難，我可以請求爸媽幫助。
2.如果我覺得自己卡住了，可以先休息一下，先做另一項作業，之後再回來做它。</td></tr>
<tr><td>執行
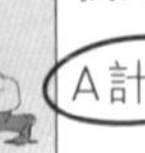</td><td colspan="2">我用哪一個方案完成計畫？
(A計畫)　　B計畫　　其他（解釋）</td></tr>
</table>

135

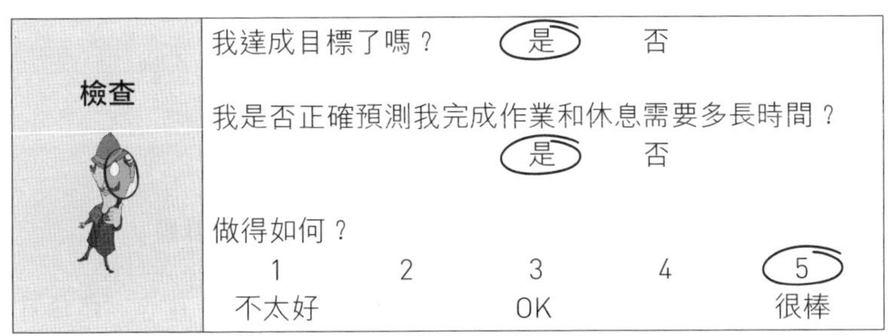

檢查	我達成目標了嗎？ 是 否 我是否正確預測我完成作業和休息需要多長時間？ 是 否 做得如何？ 1 不太好　2　3 OK　4　5 很棒

From Cannon, L., Kenworthy, L., Alexander, K.C., Werner, M.A., & Anthony, L.G. (2011). *Unstuck and on target!: An executive function curriculum to improve flexibility for children with autism spectrum disorders, research edition* (pp. 140, 143). Baltimore, MD: Paul H. Brookes Publishing Co.; adapted by permission. Copyright © 2011 by Paul H. Brookes Publishing Co., Inc. All rights reserved.
In *Solving Executive Function Challenges: Simple Ways to Get Kids with Autism Unstuck and on Target*, by Lauren Kenworthy, Laura Gutermuth Anthony, Katie C. Alexander, Monica Adler Werner, Lynn Cannon, & Lisa Greenman. (2014, Paul H. Brookes Publishing Co., Inc.)

136

<table>
<tr><th colspan="3">可能的任務</th></tr>
<tr><td>目標
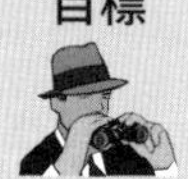</td><td colspan="2">我今天的任務是什麼？
在早晨完成上學準備並準時到學校</td></tr>
<tr><td>計畫
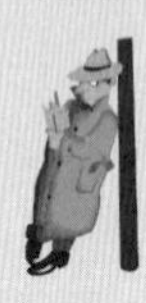</td><td>A計畫：
我對任務的計畫是什麼？
1. 在前一晚，我會先
a. 選擇好全套服裝（包括：內衣、襪子和鞋子），並放在書桌上。
b. 計畫和爸爸一起吃早餐，寫下早餐內容。
c. 檢查我的書包，確保每樣東西都收好，然後放在門邊。
d. 把漫畫書放在椅子旁邊，如果有多的時間可以看一下。
2. 我想我可以在45分鐘內完成我的早晨例行常規（例如：吃早餐、刷牙、洗臉和洗手、穿好衣服）。
3. 使用我的早晨例行常規清單。
4. 計畫額外15分鐘，以防事情不如我預期地完成。
5. 如果我在7:50以前完成我的晨間例行常規，就可以看漫畫書等校車來。
6. 離開家時，記得拿書包。</td><td>B計畫：
替代方案是什麼？
1. 如果我卡住了，媽媽可以幫助我使用晨間例行常規清單。
2. 媽媽會讓我知道，在校車來之前我還有多少時間。</td></tr>
</table>

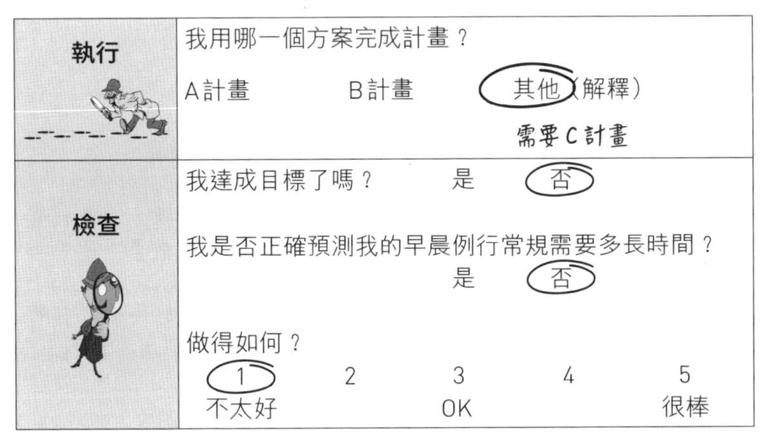

執行	我用哪一個方案完成計畫？ A計畫　B計畫　其他（解釋） 需要C計畫
檢查	我達成目標了嗎？　是　否 我是否正確預測我的早晨例行常規需要多長時間？ 是　否 做得如何？ 1　2　3　4　5 不太好　OK　很棒

From Cannon, L., Kenworthy, L., Alexander, K.C., Werner, M.A., & Anthony, L.G. (2011). *Unstuck and on target!: An executive function curriculum to improve flexibility for children with autism spectrum disorders, research edition* (pp. 140, 143). Baltimore, MD: Paul H. Brookes Publishing Co.; adapted by permission. Copyright © 2011 by Paul H. Brookes Publishing Co., Inc. All rights reserved.
In *Solving Executive Function Challenges: Simple Ways to Get Kids with Autism Unstuck and on Target*, by Lauren Kenworthy, Laura Gutermuth Anthony, Katie C. Alexander, Monica Adler Werner, Lynn Cannon, & Lisa Greenman. (2014, Paul H. Brookes Publishing Co., Inc.)

138

可能的任務		
目標	**我今天的任務是什麼？** 開心地享受足球比賽	
計畫	**A計畫：** 我對任務的計畫是什麼？ 1.穿上制服。 2.坐車去球場。 3.聽教練的指示。 4.在長椅上等候，直到輪到我上場。 5.為我的隊友加油歡呼。 6.追球，並試著把球踢向球門（我知道隊友也希望有機會踢球）。 7.傳球給我的隊友。 8.最後說：「好精采的比賽！」	**B計畫：** 替代方案是什麼？ 1.問我的教練，如果我覺得挫折或疲累，是否可以休息一下。 2.當我覺得好一點，我可以要求回到球賽當中。
執行	我用哪一個方案完成計畫？ (A計畫) B計畫 其他（解釋）	
檢查	我達成目標了嗎？ (是) 否 做得如何？ 1 不太好 2 3 OK 4 (5) 很棒	

From Cannon, L., Kenworthy, L., Alexander, K.C., Werner, M.A., & Anthony, L.G. (2011). *Unstuck and on target!: An executive function curriculum to improve flexibility for children with autism spectrum disorders, research edition* (pp. 140, 143). Baltimore, MD: Paul H. Brookes Publishing Co.; adapted by permission. Copyright © 2011 by Paul H. Brookes Publishing Co., Inc. All rights reserved.
In *Solving Executive Function Challenges: Simple Ways to Get Kids with Autism Unstuck and on Target*, by Lauren Kenworthy, Laura Gutermuth Anthony, Katie C. Alexander, Monica Adler Werner, Lynn Cannon, & Lisa Greenman. (2014, Paul H. Brookes Publishing Co., Inc.)

可能的任務	
目標	**我今天的任務是什麼？** 在下課時間玩得開心
計畫	**A計畫** 我對任務的計畫是什麼？ 1. 問莎拉是否想玩攀岩。 **B計畫** 替代方案是什麼？ 1.問班是否想玩溜滑梯。 **C計畫** 替代方案是什麼？ 1. 問奧利佛是否想玩籃球。 **D計畫** 替代方案是什麼？ 1. 自己玩盪鞦韆。
執行	我用哪一個方案完成計畫？ A計畫　　B計畫　　(其他)（解釋） D計畫
檢查	我達成目標了嗎？　是　(否) 做得如何？ (1) 不太好　2　3 OK　4　5 很棒

From Cannon, L., Kenworthy, L., Alexander, K.C., Werner, M.A., & Anthony, L.G. (2011). *Unstuck and on target!: An executive function curriculum to improve flexibility for children with autism spectrum disorders, research edition* (pp. 140, 143). Baltimore, MD: Paul H. Brookes Publishing Co.; adapted by permission. Copyright © 2011 by Paul H. Brookes Publishing Co., Inc. All rights reserved.
In *Solving Executive Function Challenges: Simple Ways to Get Kids with Autism Unstuck and on Target*, by Lauren Kenworthy, Laura Gutermuth Anthony, Katie C. Alexander, Monica Adler Werner, Lynn Cannon, & Lisa Greenman. (2014, Paul H. Brookes Publishing Co., Inc.)

140

可能的任務		
目標	我今天的任務是什麼？ 依照指定方式準時完成我的傳記作業，以得到好成績	
計畫	A計畫： 我對任務的計畫是什麼？ 1.當老師在說明傳記的指定方式時，先專心聽老師說。 2.在筆記本寫下指定方式。 3.寫下繳交期限。 4.草稿必須在一週內完成，完稿則要在兩週內完成。記得我寫草稿的原因，是為了讓老師幫助我修改最後的完稿。 5.主題是「我的英雄」。 6.閱讀兩份資料來源（除了維基百科以外）。 7.列出我的資料來源，並且在傳記中使用這些資料。	B計畫： 替代方案是什麼？ 1.如果我在課堂上沒有時間，我可以回家繼續完成這項作業。 2.如果我卡住了，我可以請老師幫忙。
執行	我用哪一個方案完成計畫？ (A計畫)　B計畫　其他（解釋） 除了步驟6	

檢查	我達成目標了嗎？ 是（圈選） 否 做得如何？ 1 不太好　2　3 OK　4（圈選）　5 很棒

From Cannon, L., Kenworthy, L., Alexander, K.C., Werner, M.A., & Anthony, L.G. (2011). *Unstuck and on target!: An executive function curriculum to improve flexibility for children with autism spectrum disorders, research edition* (pp. 140, 143). Baltimore, MD: Paul H. Brookes Publishing Co.; adapted by permission. Copyright © 2011 by Paul H. Brookes Publishing Co., Inc. All rights reserved.

In *Solving Executive Function Challenges: Simple Ways to Get Kids with Autism Unstuck and on Target*, by Lauren Kenworthy, Laura Gutermuth Anthony, Katie C. Alexander, Monica Adler Werner, Lynn Cannon, & Lisa Greenman. (2014, Paul H. Brookes Publishing Co., Inc.)

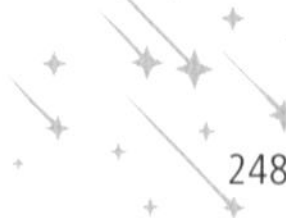

142

可能的任務		
目標	**我今天的任務是什麼？** 今天我會從老師那裡拿回我的傳記草稿。我的目標是依據老師在草稿上的修改完成最後版本。	
計畫	**A計畫：** 我對任務的計畫是什麼？ 1.閱讀老師批改的評論。 2.記得保持彈性，錯誤是學習的另一種方式。 3.記得我的最高目標是盡可能寫出最好的完稿，並且得到好成績。 4.準時完成我的最後版本，並交給老師。	**B計畫：** 替代方案是什麼？ 1.如果我有不了解的地方，可以請教老師。 2.如果我無法在學校完成作業，可以回家再做。
執行	我用哪一個方案完成計畫？ (A計畫)　B計畫　其他（解釋）	
檢查	我達成目標了嗎？ (是)　否 做得如何？ 1 不太好　2　3 OK　(4)　5 很棒	

From Cannon, L., Kenworthy, L., Alexander, K.C., Werner, M.A., & Anthony, L.G. (2011). *Unstuck and on target!: An executive function curriculum to improve flexibility for children with autism spectrum disorders, research edition* (pp. 140, 143). Baltimore, MD: Paul H. Brookes Publishing Co.; adapted by permission. Copyright © 2011 by Paul H. Brookes Publishing Co., Inc. All rights reserved.
In *Solving Executive Function Challenges: Simple Ways to Get Kids with Autism Unstuck and on Target*, by Lauren Kenworthy, Laura Gutermuth Anthony, Katie C. Alexander, Monica Adler Werner, Lynn Cannon, & Lisa Greenman. (2014, Paul H. Brookes Publishing Co., Inc.)

可能的任務		
目標	**我今天的任務是什麼？** 為我所有的學校作業，建立一個筆記本	
計畫	**A計畫：** 我對任務的計畫是什麼？ 1.從爸爸媽媽給我的選擇中，挑選一本我喜歡的筆記本。 2.幫每堂課挑選不同顏色的資料夾。 3.我挑選的資料夾顏色就是這堂課特別需要的物品（如螺紋筆記本）的顏色（如果有的話）。這就是所謂的顏色編碼。 4.將所有上課會用到的物品放入筆記本中，同一節課的物品放在一起。 5.為每個部分以及其補充內容都貼上標籤。 6.以一個特別活動慶祝我們很有條理，並且為上學做好準備。	**B計畫：** 替代方案是什麼？ 1.如果我無法選到我喜歡的顏色，我可以用不同方式把那個顏色加入我的筆記本（例如：鉛筆顏色或標籤的顏色）。 2.如果我需要幫忙，我可以詢問爸媽。
執行	我用哪一個方案完成計畫？ A計畫　　(B計畫)（圈選）　　其他（解釋）	

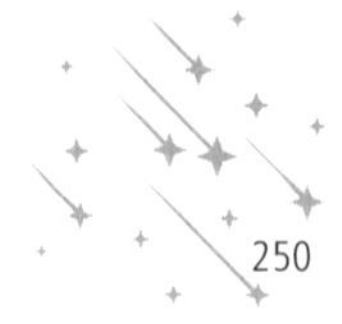

144

檢查	我達成目標了嗎？ 是 否 做得如何？ 1 不太好 2 3 OK 4 5 很棒

From Cannon, L., Kenworthy, L., Alexander, K.C., Werner, M.A., & Anthony, L.G. (2011). *Unstuck and on target!: An executive function curriculum to improve flexibility for children with autism spectrum disorders, research edition* (pp. 140, 143). Baltimore, MD: Paul H. Brookes Publishing Co.; adapted by permission. Copyright © 2011 by Paul H. Brookes Publishing Co., Inc. All rights reserved.
In *Solving Executive Function Challenges: Simple Ways to Get Kids with Autism Unstuck and on Target*, by Lauren Kenworthy, Laura Gutermuth Anthony, Katie C. Alexander, Monica Adler Werner, Lynn Cannon, & Lisa Greenman. (2014, Paul H. Brookes Publishing Co., Inc.)

可能的任務		
目標	**我今天的任務是什麼？** 成為一名好學生，在少量幫助下，依循指示寫作業，並準時完成作業。	
計畫	**A計畫：** 我對任務的計畫是什麼？ 1.永遠記得寫下作業的指定方式。 2.永遠寫下繳交日期，把繳交日期寫進筆記本。 3.把功課依照老師給我的步驟拆解，決定每個部分需何時做完，最後才能準時完成。 4.能愈早開始愈好，這樣我可以準時完成工作。 5.做好保持彈性與妥協的準備，我可以獲得部分我想要的，並依循指定方式得到好成績。 6.檢查時間，確認我剩多少時間。 7.工作時專注於最高目標，避免被我感興趣的事情分心。 8.持續留意時間。 9.保持彈性並接受老師的指導來改進我的作業。	**B計畫：** 替代方案是什麼？ 1.如果我遇到困難，可以使用計時器來幫助自己繼續完成任務。我可以把計時器設定為10分鐘，每次它響起，就問問自己是否達到目標。如果我沒有達到目標，就回頭看看計畫，讓自己專注於最高目標。 2.如果有些事情不太對勁，我可以尋求老師的幫忙。

146

執行	我用哪一個方案完成計畫？ A計畫　　B計畫　　其他（解釋） 需要C計畫
檢查	我達成目標了嗎？　是　否 做得如何？ 1 不太好　2　3 OK　4　5 很棒

From Cannon, L., Kenworthy, L., Alexander, K.C., Werner, M.A., & Anthony, L.G. (2011). *Unstuck and on target!: An executive function curriculum to improve flexibility for children with autism spectrum disorders, research edition* (pp. 140, 143). Baltimore, MD: Paul H. Brookes Publishing Co.; adapted by permission. Copyright © 2011 by Paul H. Brookes Publishing Co., Inc. All rights reserved.
In *Solving Executive Function Challenges: Simple Ways to Get Kids with Autism Unstuck and on Target*, by Lauren Kenworthy, Laura Gutermuth Anthony, Katie C. Alexander, Monica Adler Werner, Lynn Cannon, & Lisa Greenman. (2014, Paul H. Brookes Publishing Co., Inc.)

可能的任務		
目標	**我今天的任務是什麼**？ 完成我語言藝術課的作業	
計畫	**A計畫**： 1.檢查我的材料清單，並取得素材。 2.聽凱西老師的指示。 3.閱讀第一章，並標註資訊，告訴我史庫特是怎樣的小孩。（她勇敢嗎？她友善嗎？她聰明嗎？） 4.回顧我標註的地方，並使用這些資訊，填寫心智圖。填寫心智圖（至少三個泡泡，且句子完整）。 5.交回心智圖，放到已完成的工作箱。 6.如果我已經完成計畫，而且還有多餘的時間，我會靜靜地畫畫，直到語言藝術課結束。	**B計畫**： 1.如果我無法在課堂上完成作業，我可以回家完成。
執行	別忘了，我也可以使用B計畫。	

<table>
<tr><td rowspan="5">檢查</td><td colspan="5">我達成目標了嗎？　（是）　否</td></tr>
<tr><td colspan="5">做得如何？</td></tr>
<tr><td>1</td><td>2</td><td>3</td><td>4</td><td>（5）</td></tr>
<tr><td>不太好</td><td></td><td>OK</td><td></td><td>很棒</td></tr>
</table>

From Cannon, L., Kenworthy, L., Alexander, K.C., Werner, M.A., & Anthony, L.G. (2011). *Unstuck and on target!: An executive function curriculum to improve flexibility for children with autism spectrum disorders, research edition* (pp. 140, 143). Baltimore, MD: Paul H. Brookes Publishing Co.; adapted by permission. Copyright © 2011 by Paul H. Brookes Publishing Co., Inc. All rights reserved.

In *Solving Executive Function Challenges: Simple Ways to Get Kids with Autism Unstuck and on Target*, by Lauren Kenworthy, Laura Gutermuth Anthony, Katie C. Alexander, Monica Adler Werner, Lynn Cannon, & Lisa Greenman. (2014, Paul H. Brookes Publishing Co., Inc.)

<table>
<tr><th colspan="3">可能的任務</th></tr>
<tr><td>目標</td><td colspan="2">我今天的任務是什麼？
完成數學功課</td></tr>
<tr><td rowspan="2">計畫</td><td>A計畫：</td><td>B計畫：</td></tr>
<tr><td>1.瘋狂一分鐘數學習題(Mad Minute) *。
2.完成應用題。
3.完成問題20到問題30。記得若要贏得點數，我需要展示我的作業。
4.把完成的作業，放入已完成的工作箱裡。
5.如果我已經完成計畫，還剩下一些時間，我可以靜靜地畫圖，直到數學課結束。</td><td>1.如果無法在課堂上完成作業，我可以回家做完。</td></tr>
<tr><td>執行</td><td colspan="2">別忘了，我也可以使用B計畫。</td></tr>
</table>

* 譯註：是一頁50題的簡單數學計算題，看學生在一分鐘內能夠正確回答幾題。

檢查	我達成目標了嗎？　是　否 做得如何？ 1 不太好　2　3 OK　4　5 很棒

From Cannon, L., Kenworthy, L., Alexander, K.C., Werner, M.A., & Anthony, L.G. (2011). *Unstuck and on target!: An executive function curriculum to improve flexibility for children with autism spectrum disorders, research edition* (pp. 140, 143). Baltimore, MD: Paul H. Brookes Publishing Co.; adapted by permission. Copyright © 2011 by Paul H. Brookes Publishing Co., Inc. All rights reserved.
In *Solving Executive Function Challenges: Simple Ways to Get Kids with Autism Unstuck and on Target*, by Lauren Kenworthy, Laura Gutermuth Anthony, Katie C. Alexander, Monica Adler Werner, Lynn Cannon, & Lisa Greenman. (2014, Paul H. Brookes Publishing Co., Inc.)

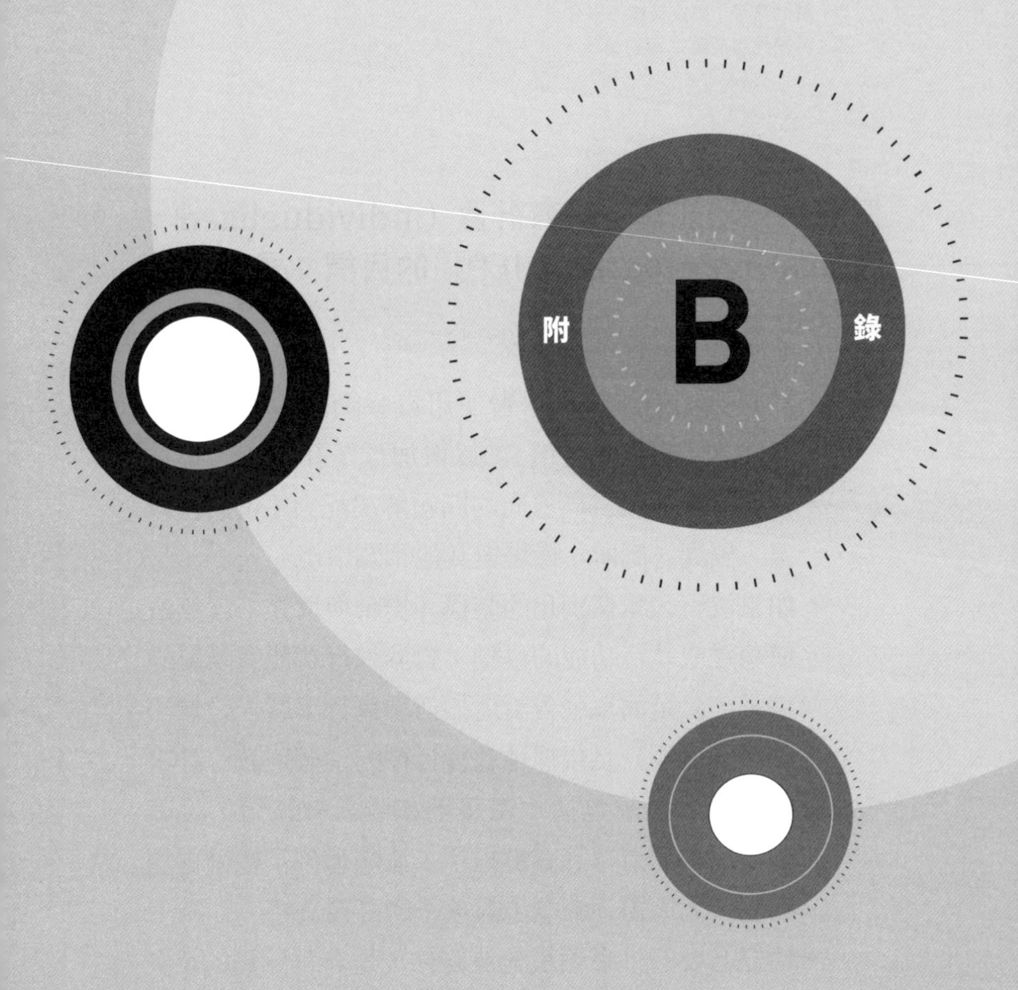

執行功能障礙的個別教育計畫（IEP）目標與配套措施範本

149 撰寫執行功能個別教育計畫（individualized education program , IEP）的目標：最佳施行原則

- 計畫目標是讓孩子學習使用自我調節的例行常規與腳本（或建立習慣），以增加孩子在學校的獨立性、彈性、與目標導向的問題解決能力（包括在教室、餐廳、廁所、操場與其他相關情境）。
- 如果沒有大量個別化的結構、提示與增強，就無法成功達成執行功能的目標。對於執行功能有障礙的孩子，只是簡單地告訴他如何填寫行事曆，是無法讓孩子能獨立且規律地執行目標的。個別教育計畫要成功，必須包括：密集地和成人做練習，接著是使用書面清單等關鍵提示，並隨著孩子變得更加獨立，大人需逐漸減少對孩子的直接支持。
- 建立必要的外在環境先決條件，是非常關鍵的（例如：在學校的「安全地址」〔safe address〕、視覺提示等），它可以促進孩子盡可能發展並建立自動的自我調節習慣與腳本。
- 由於執行功能障礙影響學校表現的各個面向，因此，個別教育計畫目標應該要直接連結到所有的學習領域（例如閱讀、寫作、數學、科學），以及溝

通和社交情緒表現。

- 使用以下IEP目標的範本，作爲特定IEP目標的起點或模型。 150
- IEP有三個關鍵面向，可以解決孩子的執行功能問題：目前的學業程度與功能表現（團隊可以列出孩子的強項和需要）、計畫目標、配套措施與調整（團隊可以列出孩子所需要的支持，例如：提供視覺提示、需採用書面的選單與例行常規）。
- 和你的團隊一起工作，試著設定未來一年可預期的進展，並且盡可能採用具評分標準的工具來評估，確認目標是否達成。

目標範本

以下目標的範本是以一個名叫山姆的虛構男孩來撰寫。

1. 保持彈性地解決問題

a. 有了自我調節腳本的訓練與視覺提醒（例如：「嚴重的大事／不嚴重的小事」、「有選擇／沒選擇」、「A計畫／B計畫」、與「處理未預期事件」），山姆將能夠做到不影響課堂活動、因應不預期的事件與違反常規的情境。

b. 隨著大人支持的消退，山姆將能夠使用結構化的選單或例行慣例來產生新想法或腦力激盪，來成功回應開放式的作業。

c. 當面對活動或環境轉換時，山姆能夠在兩次（或一次、三次）提醒後，即可開啓新的活動（或2、4、5分鐘內）。

d. 經過具體的訓練、視覺支持、成人提示的消退，山姆能正確地標記自己的彈性行爲與卡住行爲。

e. 透過訓練、練習、視覺支持與大人的提示後，山姆將能夠表明自己卡住、或進入沮喪狀態，並使用適當的因應策略。

f. 經過妥協概念的訓練與練習，以及適當的視覺提示，當山姆與他人合作過程發生衝突時，能夠接納妥協的解決方案。

2. 目標設定

a. 山姆將與老師和治療師一起設定教學與治療目標（例如：我想要讀這本書、我想把棒球打出外野、我想寫一個故事給媽媽）。

b. 在明確的指導、視覺提示、與逐漸減少的成人支持下，山姆能成功地區分最高目標（例如：在學校表現出色、交到朋友、學習閱讀、順利畢業），以及一時分心或偏離目標的行為（例如：沒做功課，就去玩電動遊戲）。

3. 計畫

a. 因為有例行常規（例如：完成一頁數學習題、邀朋友玩一個遊戲），山姆將能指出需要的步驟與事項，以及事件的順序。

b. 隨著練習、視覺線索、與成人支持的消退，山姆將學習通用的自我調節腳本（例如：目標、計畫、執行、檢查），以便用於執行任何多步驟的任務（例如：完成作業、寫作文、做一個科學計畫），並能獨立地將腳本應用到新情境。

c. 給定一個治療或教學課程的三種活動，山姆能指出它們的順序、在紙上擬定新計畫，並執行計畫。

d. 山姆能正確分辨對他來說困難的任務，並且擬定計畫來完成任務。

e. 如果山姆在一次測驗中未能達到預期的成績，他能擬定計畫，讓自己在下一次測驗中表現更好。

152

4. 組織與條理

a. 在大人支持與視覺提示下，山姆能擬定一套系統，整理他小房間裡的個人物品。

b. 為了有條理地陳述一個故事，山姆能將照片依順序擺放，然後敘述事件的先後次序。
c. 有了視覺線索、以及逐漸減少的大人支持，山姆能選擇並使用一套系統來組織他的作業與其他學校的功課。
d. 面對複雜的任務，山姆能在紙上組織他必須完成的任務，包括所需的素材、完成任務所需的步驟以及時間範圍。
e. 在開始寫作計畫前，山姆能夠利用學到的策略和逐漸減少的大人支持，預備一個有條理的大綱。

5. 自我監測、自我評估

a. 經過自我調節的例行常規訓練，例如設定目標、計畫、執行、檢查，以及視覺提示和大人支持的減少，山姆能準確地預測自己完成任務的效率。例如，他將準確地預測自己是否能夠完成一個任務、預測他（某件事）可以完成多少、預測他的測驗成績、預測他在特定時間內能夠解決多少問題。
b. 有了明確的工作檢查習慣，山姆能在沒有老師的協助之下，指出工作中的錯誤。
c. 用滿分10分來計分，山姆對自己的表現和老師的評分差距落在1分之內。

6. 自我意識與自我倡議

a. 有了明確的例行常規來監控任務，如目標、計畫、執行、檢查，山姆能準確地區分哪些任務對他而言是困難或簡單的。

b. 面對困難的任務，山姆能（以口語或非口語的方式）指出它是困難的。

c. 山姆能解釋為什麼有些任務對他來說很簡單或很困難。 153

d. 當任務很困難時，山姆會請求協助。

e. 當山姆比其他孩子有能力時，他會提供別人協助。

山姆的配套措施範本

1. **自由接近安全地址**：當山姆過度負荷或感到困惑時，允許他聯繫學校裡可以信賴的成人（例如：諮商師、特教老師、或其他每天都在身邊的人）。
2. **偏好的座位**：山姆可以坐在老師附近，且遠離令他分心的位置。提供安靜且單獨的學習區域，例如：一個小隔間，讓他獨自完成作業。
3. **把轉換減到最少，並事先演練**。事先預期即將發生的變化（例如：預期老師請假、校外教學、換新教室、認識新老師等）。安排山姆的時間表，盡量減少一天當中的轉換次數。

4. **在教室裡張貼時間表與例行常規**。
5. **一步一步教山姆**。把複雜活動拆解成簡單的任務步驟。給山姆選單、寫好的例行常規，以及多步驟的任務清單（例如：長除法、收拾書包回家、寫一個段落等）。提供視覺與圖像式的組織圖。
6. **為所有工作與任務建立標準作業流程（SOPs）**。標準作業流程應該要清楚明確，對執行特定任務有逐步的說明。標準作業流程要完整包含所有步驟，即使該步驟看起來顯而易見，但只要遺漏一個步驟，就有可能讓整件事走偏。任務分析應該包含完成任務所需的材料及所有資訊的清單。把這些內容記錄在一本筆記本中，並清楚標示「標準作業流程手冊」。逐頁編上頁碼，並加上目次，指出哪個流程在哪一頁，以方便快速查詢。

7. **為組織能力缺損提供協助**。山姆通常非常有能力完成適當修訂或調整過的作業。然而，在許多情境中，他不知道要如何開始、常常作品不見了或亂放、或者被細節淹沒。針對這些可能發生的問題，在教室安排與課程架構上建立配套措施。
   a. 在山姆離開學校前，和他一起檢查家庭作業，確保他清楚記錄了回家作業、攜帶所需的教材，以及能夠做範本習題。山姆最好能在家庭作業的頁面頂部寫下完成作業的特殊規則與計畫。

b. 設定山姆做完指定作業所需時間。用計時器來避免作業時間的無限延長。

c. 整理山姆的工作範圍，讓每件物品都在手邊、找得到、而且排放整齊。可能需要每週清理或檢查書桌。

d. 使用電子信箱或其他方式，確保家庭與學校能頻繁聯繫，也讓山姆的父母注意到任何遺漏的指定作業或特殊要求。協助維持並整理筆記本，包含以顏色區別的標籤、目次，以及用於家庭與學校之間的重要溝通、標示清楚的學校作業袋。

8. **降低教室裡的視覺刺激**。讓山姆的座位面向教室裡最不凌亂的牆面或空間。

9. **在教室裡使用適當的輔助工具**，例如：用計算機來檢查工作、讓作業有條理的方格紙、用特別的箱子來放置指定作業。允許山姆使用電腦來學習新主題，完成個人進度的學術課程，並以不同方式創作作業，例如以PowerPoint做簡報。

10. **口頭指示簡短或併用視覺提示**，例如：清單。

11. **降低手寫的要求**。提供課堂講義或筆記（擅長做筆記的人的筆記或老師大綱的副本），來降低寫筆記的需要。讓山姆可以使用文字處理工具來完成書面作業，而不必要求山姆採用標準的打字姿勢。允許他可以用口述聽打。

12. **對回家作業與課堂作業的數量做調整**。提供山姆額外時間來完成課堂上的作業。將家庭作業與課堂作業的要求，限定在山姆於有限時間內可以完成的數量。如果老師希望山姆花30分鐘完成作業，請指定在這段時間內能夠完成的作業量給他。
13. **測驗方式的調整，包括延長時間**。給山姆額外的時間來完成測驗。同時考慮允許他用各種方式展現所學知識；例如，讓他用簡答題或填充題來回答，而非申論題，或讓他用條列式清單回答開放式問題，而非長篇敘述。
14. **提供山姆排定的休息時間與自發性的休息時間**。切勿低估山姆對維持合宜社交的挑戰、以及了解教室社交的困難。基本上，他的一整天被困在非常具挑戰的情境中，就連遵守課堂基本的社交習慣，可能都需要耗費額外的力氣。能夠暫時從中抽身，可能會降低他所經歷的壓力和焦慮程度，並改善其行爲。
15. **允許山姆在小而安靜的團體中吃午餐**。
16. **善用山姆的特殊興趣，來教導新技巧或困難技巧**。

例如，在討論寫作技巧時，讓他寫他最喜歡的主題。

17. **允許個別化的老師選擇**。像山姆這樣的孩子，對於老師的特質通常極端敏感，他需要本身特別有技巧、且非常有條理的老師，既有出色的組織能力，又能提供高度結構化、有基礎常規的課堂，也能和孩子在互動上溫暖又具有彈性。

156

18. **課程的彈性**：倘若山姆有機會加速學習，並盡可能以他個人的步調工作，將對他有很大的好處。一般而言，強烈建議讓他選擇偏重於電腦的課程、與方便藉由閱讀與視覺呈現方式收集資料的科目。

19. **明確強調自尊**：提供具體進展的圖表與口語增強。把指定作業拆解爲可處理的小部分，並在課程中找機會，讓山姆表現他在特定領域的專業知識。許多像山姆這樣的孩子，可以從教別人當中得到莫大的成就感，因此請認眞考慮給他機會在同學面前展現。這通常會需要彈性的課程開發，鼓勵山姆以完成計畫的方式發展他感興趣的領域。

英文索引

編按：
1. 此索引所標示之數字為原文書頁碼，查閱時請對照貼近內文左右側之原文書頁碼。
2. 原文書頁碼後方的f表示圖、t表示表。

A

B

D

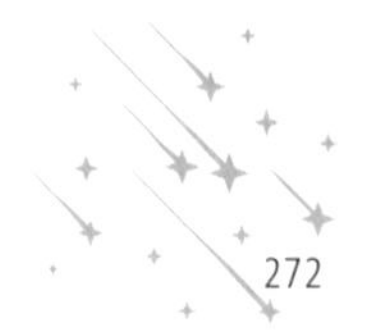

G

I

K

L

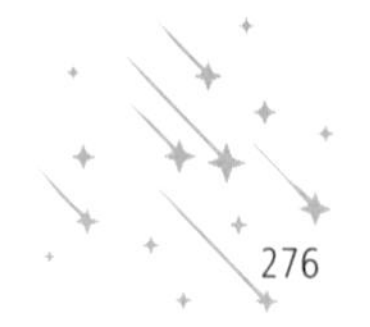

Q

R

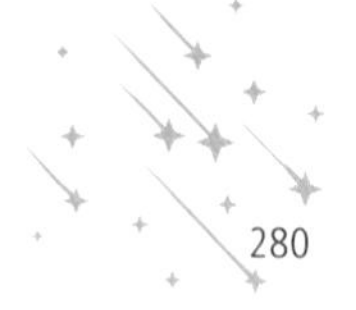

T

U

V

W

延伸閱讀

- 《我不是故意發脾氣：認識與因應自閉症者的焦慮與崩潰》（2023），黛博拉・利普斯基（Deborah Lipsky），心靈工坊。
- 《孩子，我要和你一起老去：打造愛與夢想的肯納莊園》（2021），財團法人台灣肯納自閉症基金會、張瓊齡，心靈工坊。
- 《暴走小孩，淡定父母：與特殊孩子的情緒共舞》（2017），吳蕙名，心靈工坊。
- 《我的大腦和你不一樣：看見自閉症的天賦優勢》（2017），天寶・葛蘭汀（Temple Grandin）、理查・潘奈克（Richard Panek），心靈工坊。
- 《找回專注力：成人ADHD全方位自助手冊》（2016），高淑芬，心靈工坊。
- 《星星小孩，擁抱陽光：幫助自閉症兒快樂成長》（2013），蔡文哲，心靈工坊。
- 《我看世界的方法跟你不一樣：給自閉症家庭的實用指南》，（2012），天寶・葛蘭汀（Temple Grandin），心靈工坊。

- 《星星的孩子：自閉天才的圖像思考》（2012），天寶．葛蘭汀（Temple Grandin），心靈工坊。
- 《秒懂過動與自閉的內心世界》（2023），岩瀨利郎，究竟出版。
- 《自閉症孩子希望你了解的10件事》（2021），愛倫．諾波姆（Ellen Notbohm），晨星出版。
- 《當過動媽遇到亞斯兒，有時還有亞斯爸》（2020），卓惠珠（花媽），寶瓶文化。
- 《【圖解】適齡教養ADHD、亞斯伯格、自閉症》（2018），司馬理英子（Shiba Rieko），新手父母。
- 《山不轉，我轉！：花媽反轉亞斯的厚帽子》（2016），卓惠珠（花媽），小樹文化。
- 《當H花媽遇到AS孩子》（2014），卓惠珠（花媽），小樹文化。

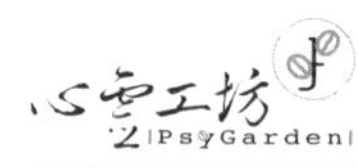

SelfHelp 043

幫助孩子「達成目標不卡住」：自閉兒也能靈活應對每一天

Solving Executive Function Challenges:
Simple Ways to Get Kids with Autism Unstuck and on Target

蘿倫・肯沃斯（Lauren Kenworthy, Ph.D.）、蘿拉・古特穆斯・安東尼（Laura Gutermuth Anthony, Ph.D.）、凱蒂・亞歷山大（Katie C. Alexander, M.S., OTR）、莫妮卡・阿德勒・維爾納（Monica Adler Werner, M.A.）、林恩・坎農（Lynn Cannon M.Ed.）、麗莎・葛林門（Lisa Greenman, J.D.）——著
簡意玲——譯

【本書出版感謝程小姐及台灣榮格心理學會的協助】

出版者—心靈工坊文化事業股份有限公司
發行人—王浩威　總編輯—徐嘉俊
特約編輯—林韻華　責任編輯—饒美君
封面設計—兒日　內頁設計與排版—李宜芝
通訊地址—10684台北市大安區信義路四段53巷8號2樓
郵政劃撥—19546215　戶名—心靈工坊文化事業股份有限公司
電話—02）2702-9186　傳真—02）2702-9286
Email—service@psygarden.com.tw　網址—www.psygarden.com.tw

製版・印刷—中茂分色製版印刷事業股份有限公司
總經銷—大和書報圖書股份有限公司
電話—02）8990-2588　傳真—02）2290-1658
通訊地址—248新北市五股工業區五工五路二號
初版一刷—2023年12月　ISBN—978-986-357-348-7　定價—500元

Solving Executive Function Challenges:
Simple Ways to Get Kids with Autism Unstuck and on Target
Originally published in the United States of America by Paul H. Brookes Publishing Co., Inc.
Copyright © 2014 by Paul H. Brookes Publishing Co., Inc.
Complex Chinese translation rights arranged © 2023 by PsyGarden Publishing Company
ALL RIGHTS RESERVED

版權所有・翻印必究。如有缺頁、破損或裝訂錯誤，請寄回更換。

國家圖書館出版品預行編目資料

幫助孩子「達成目標不卡住」：自閉兒也能靈活應對每一天 / 蘿倫・肯沃斯(Lauren Kenworthy, Ph.D.), 蘿拉・古特穆斯・安東尼(Laura Gutermuth Anthony, Ph.D.), 凱蒂・亞歷山大(Katie C. Alexander, M.S., OTR), 莫妮卡・阿德勒・維爾納(Monica Adler Werner, M.A.), 林恩・坎農(Lynn Cannon M.Ed.), 麗莎・葛林門(Lisa Greenman, J.D.)著；簡意玲譯. -- 初版. -- 臺北市：心靈工坊文化事業股份有限公司, 2023.12
面； 公分. -- (SelfHelp ; 43)
譯自：Solving Executive Function Challenges: Simple Ways to Get Kids with Autism Unstuck and On Target
ISBN 978-986-357-348-7(平裝)

1.CST: 自閉症 2.CST: 特殊教育

415.988　　112020287

心靈工坊 PsyGarden 書香家族 讀友卡

感謝您購買心靈工坊的叢書，爲了加強對您的服務，請您詳填本卡，
直接投入郵筒（免貼郵票）或傳眞，我們會珍視您的意見，
並提供您最新的活動訊息，共同以書會友，追求身心靈的創意與成長。

書系編號－SH043　　書名－幫助孩子「達成目標不卡住」：自閉兒也能靈活應對每一天

姓名　　是否已加入書香家族？ □是 □現在加入

電話（公司）　　（住家）　　手機

E-mail　　生日　年　月　日

地址 □□□

服務機構 / 就讀學校　　職稱

您的性別—□1.女 □2.男 □3.其他

婚姻狀況—□1.未婚 □2.已婚 □3.離婚 □4.不婚 □5.同志 □6.喪偶 □7.分居

請問您如何得知這本書？

□1.書店 □2.報章雜誌 □3.廣播電視 □4.親友推介 □5.心靈工坊書訊
□6.廣告DM □7.心靈工坊網站 □8.其他網路媒體 □9.其他

您購買本書的方式？

□1.書店 □2.劃撥郵購 □3.團體訂購 □4.網路訂購 □5.其他

您對本書的意見？

封面設計	□ 1.須再改進	□ 2.尚可	□ 3.滿意	□ 4.非常滿意
版面編排	□ 1.須再改進	□ 2.尚可	□ 3.滿意	□ 4.非常滿意
內容	□ 1.須再改進	□ 2.尚可	□ 3.滿意	□ 4.非常滿意
文筆／翻譯	□ 1.須再改進	□ 2.尚可	□ 3.滿意	□ 4.非常滿意
價格	□ 1.須再改進	□ 2.尚可	□ 3.滿意	□ 4.非常滿意

您對我們有何建議？

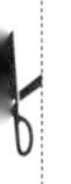

□ 本人＿＿＿＿＿＿（請簽名）同意提供真實姓名/E-mail/地址/電話/年齡/等資料，以作為心靈工坊聯絡/寄貨/加入會員/行銷/會員折扣/等用途，詳細內容請參閱：http://shop.psygarden.com.tw/member_register.asp。

廣　告　回　信
台北郵局登記證
台北廣字第1143號
免　貼　郵　票

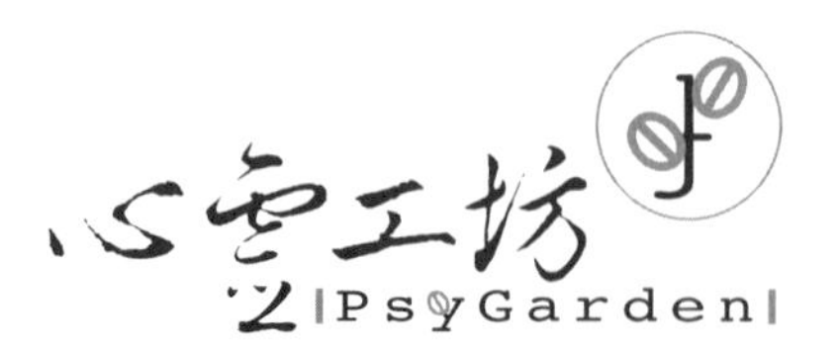

台北市106 信義路四段53巷8號2樓

讀者服務組　收

（對折線）

加入心靈工坊書香家族會員
共享知識的盛宴，成長的喜悅

請寄回這張回函卡（免貼郵票），
您就成為心靈工坊的書香家族會員，您將可以——

⊙隨時收到新書出版和活動訊息

⊙獲得各項回饋和優惠方案